国家临床执业医师资格考试

U0604630

国家临床执业及助理医师资格考试
题眼狂背

刘 钊◎编著

考点全覆盖
考题命中90%
每年按新大纲编写
执业及助理医师
通用

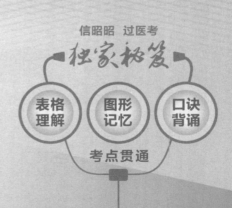

信昭昭 过医考
独家秘笈

表格理解　图形记忆　口诀背诵

考点贯通

北京航空航天大学出版社
BEIHANG UNIVERSITY PRESS

内容简介

本书分为四部分，每部分按照章节顺序详细列出近几年所有考点，并以"题眼"与"答案"一一对应的形式呈现。为方便考生记忆，本书将"题眼"部分标记为红色，考生可快速通过"题眼"找到答案。背诵过程中可以结合《国家临床执业及助理医师资格考试笔试核心考点背诵版》一书加深记忆与理解，对实在不能理解的部分，同学们更要背诵下来，形成条件反射，从而选出正确答案。此书中，灰底部分助理医师不需要掌握。

图书在版编目（CIP）数据

国家临床执业及助理医师资格考试题眼狂背／刘钊
编著 .-- 北京：北京航空航天大学出版社，2019.12
  ISBN 978-7-5124-3196-6

  Ⅰ.①国… Ⅱ.①刘… Ⅲ.①临床医学—资格考试—
自学参考资料 Ⅳ.① R4

中国版本图书馆 CIP 数据核字（2019）第 275750 号

国家临床执业及助理医师资格考试题眼狂背
刘　钊　编著

责任编辑　寿亚荷
*
北京航空航天大学出版社出版发行

北京市海淀区学院路 37 号（邮编 100191）　http://www.buaapress.com.cn
发行部电话：(010)82317024　传真：(010)82328026
读者信箱：bhjiaopei@163.com　邮购电话：(010)82316936
保定市中画美凯印刷有限公司印装　各地书店经销
*
开本：850×1 168　1/32　印张：5　字数：225 千字
2019 年 12 月第 1 版　2020 年 11 月第 2 次印刷
ISBN 978 - 7 - 5124 - 3196 - 6　定价：39.90 元

前　言

　　《国家临床执业及助理医师资格考试题眼狂背》一书涵盖了执业（含助理）医师考试近 10 年来的常考点、必考点。昭昭老师结合其 10 余年的考试辅导经验，分别将每个系统的常考点、必考点进行总结，形成表格，以"题目—题眼—答案"的形式，构成鲜明的记忆模式，有助于考生培养、形成有效的记忆思维，方便考生在此"思维条件反射"下，于考试中能迅速得出正确答案。这样一来，既能帮助考生提高正确率，又可以帮助考生节省大量的时间，顺利通过考试。

　　昭昭老师按照系统的结构总结了每个系统的考点(详见表1)，并分别总结了各章节的分值，以及昭昭老师建议考生在该章节应得到的分数（详见表 2、表 3）。

　　重要提示：考生需特别注意本书中红色字体部分，此为题目的"题眼"，是夺分的关键。表格中，灰底部分助理医师无须掌握。

　　望考生：铭记考点，直接拿证！

昭昭老师

表1. 所有的"常考点""必考点"

科目	执业点	助理点	科目	执业点	助理点
呼吸系统	142 点	121 点	妇产科	354 点	349 点
循环系统	211 点	205 点	儿科	298 点	274 点
消化系统	330 点	321 点	精神神经	239 点	184 点
泌尿系统	190 点	157 点	运动系统	148 点	145 点
血液系统	158 点	121 点	风湿病	43 点	43 点
内分泌	135 点	107 点	传染病	142 点	109 点
其他	165 点	152 点	——	——	——
科目	**执业点**	**助理点**	**科目**	**执业点**	**必考点**
生理学	138 点	138 点	解剖学	28 点	0 点
生物化学	220 点	163 点	病理生理	13 点	0 点
病理学	84 点	84 点	免疫学	59 点	0 点
药理学	51 点	51 点	微生物学	60 点	0 点
科目	**执业点**	**助理点**	**科目**	**执业点**	**助理点**
心理学	66 点	66 点	卫生法规	105 点	105 点
伦理学	60 点	60 点	预防医学	110 点	101 点

表2. 【执业】医师——拟考试顺序

试卷	考试科目		分值	昭昭老师建议应得分数
第1卷	基础医学（70分）	生理学	10分	35分
		病理学	12分	
		药理学	10分	
		生物化学	12分	
		免疫学	8分	
		微生物学	8分	
		解剖学	6分	
		病理生理学	4分	
	人文预防（80分）	心理学	15分	45分
		伦理学	15分	
		卫生法规	20分	
		预防医学	30分	
第2卷	临床医学（150分）	循环系统	40分	100分
		呼吸系统	35分	
		泌尿系统	35分	
		运动系统	20分	
		内分泌系统	20分	
第3卷	临床医学（150分）	消化系统	80分	110分
		其他	25分	
		传染病	25分	
		血液系统	15分	
		风湿病	5分	
第4卷	临床医学（150分）	妇产科	55分	90分
		儿科	50分	
		精神神经	45分	

表 3. 【助理】医师——拟考试顺序

试卷	考试科目		分值	昭昭老师建议应得分数
第 1 卷	临床医学（150 分）	妇产科	25 分	100 分
		儿科	23 分	
		精神神经	21 分	
		泌尿系统	18 分	
		内分泌系统	15 分	
		运动系统	15 分	
		血液系统	10 分	
		其他	10 分	
		传染病	10 分	
		风湿病	3 分	
第 2 卷	临床医学（100 分）	消化系统	40 分	70 分
		循环系统	32 分	
		呼吸系统	23 分	
		其他	5 分	
	基础医学（20 分）	生理学	5 分	10 分
		病理学	5 分	
		药理学	5 分	
		生物化学	5 分	
	人文预防（30 分）	心理学	4 分	20 分
		伦理学	4 分	
		卫生法规	8 分	
		预防医学	14 分	

目　录

三、人文医学

四、预防医学

一、临床部分

第一篇　呼吸系统

序号	题眼 / 必考点	答案
1	我国发生 COPD 的主要病因是	吸烟
2	国外发生 COPD 的主要病因是	α_1- 抗胰蛋白酶缺乏
3	COPD 病理生理的发生本质是	小气道的不可逆受阻
4	COPD 的发生机制是	阻塞性通气功能障碍
5	哪种细胞的活化和聚集是 COPD 的一个重要环节	中性粒细胞
6	在 COPD 中发挥着重要作用的细胞因子是	IL-8
7	COPD= 反复咳嗽、咳痰数年或数十年 + 过清音、桶状胸 +X 线肺纹理增粗、紊乱	COPD
8	COPD 最有价值的检查是	肺功能检查（$FEV_1/FVC < 70\%$）
9	评价 COPD 的严重程度	$FEV_1\%$ 预计值
10	①用力肺活量（FVC）②1s 用力呼气容积（FEV_1）③1 秒率（$FEV_1/FVC\%$）④最高呼气流量（PEF）⑤最大呼气中期流速（MMFR）⑥ DLco（一氧化碳弥散量）	COPD 患者降低指标
11	①残气量（RV）②肺总量（TLC）的比值	COPD 患者升高指标
12	COPD 的改善预后的首选方法是	长期家庭氧疗
13	COPD 的急性发作期首要的治疗是	控制肺部感染
14	COPD 的吸氧方法是	持续低流量、低浓度吸氧
15	吸入氧浓度（%）=21+4× 氧流量	氧浓度的计算公式
16	COPD 患者突发胸痛、呼吸困难、叩诊鼓音，诊断为	自发性气胸
17	COPD 患者 CO_2 潴留，导致意识障碍、昏迷，诊断为	肺性脑病
18	COPD 患者出现双下肢水肿、肝颈静脉回流征阳性	慢性肺源性心脏病
19	20、30 岁年轻人 + 右心衰（双下肢水肿、肝淤血）+ $P_2 > A_2$	特发性肺动脉高压
20	特发性肺动脉高压首选检查是	超声心动图
21	我国肺心病最常见的病因是	COPD
22	老年人 + COPD 病史 + 右心衰（双下肢水肿、肝淤血）+ $P_2 > A_2$	慢性肺源性心脏病
23	慢性肺源性心脏病失代偿期表现	奔马律
24	慢性肺源性心脏病的心电图的 P 波变化是	肺型 P 波（高尖 P 波）
25	慢性肺源性心脏病的心电图的 QRS 波变化是	$RV_1+SV_5 \geq 1.05mV$
26	慢性肺源性心脏病最根本（最重要）治疗	控制感染
27	慢性肺源性心脏病最常见的并发症是	紊乱性房性心动过速
28	支气管哮喘的本质是	气道的慢性炎症

29	支气管哮喘属于几型的超敏反应	1型超敏反应
30	支气管哮喘升高的免疫球蛋白是	IgE
31	支气管哮喘的气道阻塞特点	阻塞性通气功能障碍，可逆性
32	支气管哮喘病理特点是	肺组织无破坏
33	支气管哮喘发作主要的效应细胞是	嗜酸性粒细胞
34	支气管哮喘 = 接触过敏原 + 肺部广泛哮鸣音	支气管哮喘
35	反映支气管哮喘病情加重的是	沉默胸
36	支气管哮喘最有价值的检查是	肺功能检查（支气管激发试验和支气管舒张试验）
37	支气管哮喘的早期电解质紊乱是	呼吸性碱中毒
38	支气管哮喘慢性期控制首选的药物	吸入型糖皮质激素 + 吸入型 β 受体激动剂（长效：LABA，沙美特罗）
39	支气管哮喘急性发作期首选的药物	吸入型 β 受体激动剂（短效：SABA，沙丁胺醇、特布他林）
40	目前控制哮喘最有效的药物	糖皮质激素
41	支气管哮喘患者出现大汗淋漓、端坐呼吸	静脉注射糖皮质激素
42	哮喘患者出现意识障碍、昏迷等	机械通气
43	预防哮喘发作	色甘酸钠
44	支气管哮喘禁用药物	吗啡
45	支气管哮喘或心源性哮喘都可用	茶碱类（氨茶碱）
46	支气管哮喘患者扩气管的药物	抗胆碱药物（异丙托溴铵）
47	单独使用控制哮喘，不用于急性发作期	白三烯调节剂
48	支气管扩张患者反复出现感染的细菌是	铜绿假单胞菌
49	支气管扩张 = 反复咳嗽、咳痰（最基本表现） + 咳血（占 50% ~ 70%） + 杵状指	支气管扩张
50	支气管扩张的典型 X 线表现是	"双轨征"
51	支气管扩张的咳血首选治疗药物是	垂体后叶素
52	支气管扩张的咳血，多部位发病首选治疗是	介入栓塞治疗
53	支气管扩张的咳血，局部反复发病，首要治疗是	手术切除局部病变组织
54	社区获得性肺炎最常见的球菌	肺炎链球菌
55	社区获得性肺炎最常见的杆菌	流感嗜血杆菌
56	医院获得性肺炎中无感染高危因素患者最常见革兰染色阳性球菌	肺炎链球菌
57	医院获得性肺炎中无感染高危因素患者最常见革兰染色阴性杆菌	流感嗜血杆菌
58	医院获得性肺炎中有感染高危因素患者最常见革兰染色阳性球菌	金黄色葡萄球菌

59	医院获得性肺炎中有感染高危因素患者最常见革兰染色阳性球菌	铜绿假单胞菌
60	肺炎链球菌主要的致病力是	荚膜
61	大叶性肺炎=青壮年+受凉史+支气管呼吸音、语颤增强+X肺大叶实变	大叶性肺炎
62	小叶性肺炎=中老年+咳脓黄痰+X线：多发小空洞及气囊腔，液气平面	小叶性肺炎
63	克雷伯杆菌肺炎=中老年人+砖红色胶冻样痰+X线：叶间隙弧形下坠	克雷伯杆菌肺炎
64	支原体肺炎=青少年+阵发性刺激性呛咳+X线肺间质改变+冷凝集试验（+）	支原体肺炎
65	支原体肺炎最重要的检查是	IgM抗体测定
66	支原体肺炎首要的治疗药物是	红霉素/阿奇霉素
67	病毒性肺炎=症状不典型+X线片磨砂玻璃样改变	病毒性肺炎
68	吸入性肺脓肿的主要致病菌是	厌氧菌
69	血源性肺脓肿的主要致病菌是	金黄色葡萄球菌
70	吸入性肺脓肿=口腔的感染灶或手术、醉酒等+寒战、高热、咳浓黄痰	吸入性肺脓肿
71	血源性肺脓肿=体表有脓肿感染灶+寒战、高热、咳浓黄痰+胸部X线：两肺外野	血源性肺脓肿
72	血源性肺脓肿最有价值的检查是	血培养
73	脆弱拟杆菌导致的肺脓肿首选药物是	林可霉素/克林霉素
74	肺脓肿的抗生素使用时间为	6～8周
75	儿童最常见的肺结核类型是	原发性肺结核
76	成人最常见的肺结核类型是	浸润性肺结核
77	下列提示肺结核患者病情进展的是	血型播散型肺结核
78	最常见的传染性肺结核的类型是	纤维空洞型肺结核
79	浸润性肺结核的好发部位是	上叶尖后段和下叶背段
80	肺结核=低热、盗汗、乏力、纳差+咳嗽、咳痰或痰中有血丝+抗生素治疗无效	肺结核
81	肺结核患者首选检查是	胸部X线检查
82	肺结核患者确诊检查是	痰找结核杆菌或痰抗酸染色
83	肺结核治疗的原则是	早期、全程、联合、适量、规律
84	抗结核药物中为抑制结核菌DNA与细胞壁的合成，为全杀菌剂的是	异烟肼
85	抗结核药物中为抑制结核菌体的核糖核酸多聚酶，为全杀菌剂的是	利福平

86	抗结核药物中为杀死细胞内酸性环境中的结核杆菌的是	吡嗪酰胺
87	抗结核药物中为杀死细胞外碱性环境中的结核杆菌的是	链霉素
88	抗结核药物中为抑菌剂，不为杀菌剂	乙胺丁醇
89	异烟肼的主要副作用是	周围神经炎
90	利福平的主要副作用是	肝毒性
91	吡嗪酰胺的主要副作用是	高尿酸血症（痛风）
92	乙胺丁醇的主要副作用是	视神经炎
93	链霉素的主要副作用是	耳毒性、肾毒性
94	肺癌最常见的病理类型是	鳞癌（腺癌）
95	男性患者，中央型肺癌最常见的病理类型是	鳞癌
96	女性患者，周围型肺癌最常见的病理类型是	腺癌
97	恶性程度最高的，最早发生转移，也属于中央型肺癌的肺癌是	小细胞肺癌
98	肺癌导致的瞳孔缩小、眼球内陷、眼睑下垂，同侧额部与胸壁无汗	Horner 综合征
99	肺癌属于非压迫症状是	肥大性肺性骨关节病、低钠血症
100	肺癌 = 中老年、消瘦、贫血貌 + 刺激性咳嗽、痰中带血丝 +X 线占位性改变	肺癌
101	肺癌的首选检查是	胸部 X 线检查
102	中央型和周围型肺癌的鉴别首选	胸部 CT
103	中央型肺癌的确诊检查是	支气管镜 + 活检
104	周围型肺癌的确诊检查是	经皮穿刺 + 活检
105	提高人群肺癌筛查检出率的首选方法	低剂量 CT
106	小细胞肺癌首选的化疗方案为	化疗
107	早期的鳞癌首选的化疗方案为	手术治疗
108	肺血栓栓塞 = 下肢骨折或妊娠患者 + 突发呼吸困难、胸痛 +$P_2 > A_2$	肺血栓栓塞
109	呼吸困难、胸痛及咯血	肺梗死三联征
110	肺血栓栓塞最有价值的检查是	CT 肺动脉造影（CTPA）
111	肺栓塞的溶栓治疗适应症是	低血压及右心功能不全
112	$PaO_2 < 60mmHg$	Ⅰ型呼吸衰竭
113	$PaO_2 < 60mmHg$，$PaCO_2 > 50mmHg$	Ⅱ型呼吸衰竭
114	Ⅰ型呼吸衰竭发生的主要机制是	弥散功能障碍
115	Ⅱ型呼吸衰竭发生的主要机制是	肺泡通气量下降
116	急性呼吸窘迫综合征发生的主要机制是	肺内动静脉分流
117	肺血栓栓塞发生的主要机制是	通气 / 血流比例失调

118	急性呼吸窘迫综合征（ARDS）= 急性胰腺炎（胆石症诱发）、严重创伤、溺水 + 顽固性低氧血症（吸氧对改善低氧血症无效）+ 吸氧治疗无效	急性呼吸窘迫综合征
119	急性呼吸窘迫综合征和急性左心衰的巨大区别是	Swan-Ganz 导管
120	急性呼吸窘迫综合征（ARDS）首选的治疗是	呼吸末正压给氧（PEEP）
121	指机体在遭受急性严重感染、严重创伤、大面积烧伤等突然打击后，同时或先后出现不包括原发病的 2 个或 2 个以上的器官功能障碍	多器官功能障碍综合征（MODS）
122	胸腔积液 = 呼吸困难 + 肺部叩诊实音或浊音 + 语音震颤减弱 + 呼吸音消失	胸腔积液
123	胸腔积液发生呼吸困难的机制是	限制性呼吸困难
124	胸腔积液的首选检查是	B 超
125	胸腔积液的确诊检查是	胸腔穿刺抽液 + 活检
126	肺部叩诊实音或浊音 + 腺苷脱氨酶（ADA）> 45U/L	结核性胸腔积液
127	肺部叩诊实音或浊音 + CEA > 20 或 LDH > 500U/L	恶性胸腔积液
128	结核性胸膜炎胸腔积液蛋白含量高，容易引起胸膜粘连，治疗上原则是	应尽快抽胸腔内积液或肋间插细管引流
129	胸腔闭式引流量每小时 > 200ml，持续 3 小时	进行性血胸
130	进行性血胸首要的处理方式是	开胸探查手术
131	急性脓胸 = 寒战高热 + 肺部叩诊浊音 + 纵膈向健侧移位	急性脓胸
132	慢性脓胸 = 寒战高热 + 肺部叩诊浊音 + 纵膈向患侧移位	慢性脓胸
133	急性脓胸的首要治疗是	及早反复胸腔穿刺抽脓
134	最容易发生肋骨骨折的部位	第 4 ~ 7 肋
135	肋骨的浮肋是	第 11 ~ 12 肋
136	表现为反常呼吸、连枷胸	多根多处肋骨骨折
137	气胸 = 突发胸痛 + 呼吸困难 + 肺部叩诊鼓音 + 呼吸音消失	气胸
138	气胸首选检查是	胸部 X 线
139	闭合性气胸的胸穿治疗指征是	肺压缩量 < 20%
140	开放性气胸的典型体征是	纵隔扑动
141	张力性气胸的典型体征是	皮下气肿（捻发音、搓雪感）
142	张力性气胸的首要治疗是	立即穿刺抽气
143	多位于后纵隔脊柱旁肋脊区内是	神经源性肿瘤
144	多位于前纵隔的肿瘤是	畸胎瘤
145	多位于前上纵隔的肿瘤是	胸腺瘤

第二篇　循环系统

序号	题眼 / 必考点	答案
1	心衰最常见的病因是	冠心病
2	心力衰竭患者症状加重最常见的诱因是	感染
3	瓣膜关闭不全、先心病、慢性贫血、甲亢	前负荷增加（容量负荷）
4	高血压、主动脉瓣狭窄	左心室的后负荷（压力负荷）
5	肺动脉高压、肺动脉瓣狭窄	右心室的后负荷（压力负荷）
6	①Ⅰ级：有心脏病，体力活动不受限 ②Ⅱ级：有心脏病，体力活动轻度受限 ③Ⅲ级：有心脏病，体力活动明显受限 ④Ⅳ级：有心脏病，休息时就有症状	NYHA 分级（非急性心肌梗死患者）
7	①Ⅰ级：有心脏病，体力活动不受限 ②Ⅱ级：肺部有湿啰音，范围 < 1/2 肺野 ③Ⅲ级：肺部有湿啰音，范围 > 1/2 肺野 ④Ⅳ级：休克	Killip 分级（急性心肌梗死患者）
8	①高发危险人群，无心脏结构改变，无症状 ②有心脏结构改变，无症状 ③有心脏结构改变，有症状 ④难治性终末期心力衰竭阶段	心力衰竭的临床分级
9	慢性左心衰 = 劳力性呼吸困难 + 肺底出现湿啰音 + 心界向左下扩大	慢性左心衰
10	慢性右心衰 = 下肢对称性水肿 + 肝颈静脉回流征阳性 + 心界向左扩大	慢性右心衰
11	全心衰 = 呼吸困难症状好转 + 心界向两侧扩大 + 下肢水肿 + 双肺可闻及湿啰音	全心衰
12	心衰最常见的失代偿期的体征是	奔马律
13	心衰最常见的典型脉象是	交替脉
14	心衰最有价值的检查是	超声心动图（UCG）
15	心衰的血液学检查是	血浆脑利钠肽（BNP）
16	心衰最根本的治疗	控制感染（肺部感染）
17	洋地黄的作用机制是	抑制 Na^+-K^+ ATP 酶
18	洋地黄的最佳适应症是	心力衰竭 + 心房颤动
19	洋地黄中毒后最早表现	室性期前收缩
20	洋地黄中毒后出现室早首选药物是	苯妥英钠 > 利多卡因
21	急性左心衰 = 呼吸困难 + 咳粉红色泡沫状痰 + 双肺湿啰音	急性左心衰
22	急性左心衰的首选药物是	硝普钠、呋塞米、洋地黄

23	急性左心衰的禁忌使用的药物是	β 受体阻滞剂（美托洛尔）
24	无法解释的窦性心动过缓，一过性或持续性的窦性停搏等	病态窦房结综合征
25	房性期前收缩=P波提前发生（窦性P波形态不同）	房性期前收缩
26	房性期前收缩患者无任何症状的患者，正确处理是	观察治疗，不做特殊处理
27	房颤最常见的心内疾病是	二尖瓣狭窄
28	房颤最常见的心外疾病是	甲亢
29	①P波消失，代之f波 ②f波频率：350～600/分 ③心室率100～160/分	心房颤动
30	首次确诊（首次发作或首次发现）	首诊房颤
31	持续时间≤1周（常≤48小时），能自行终止	阵发性房颤
32	持续时间＞1周，非自限性	持续性房颤
33	持续时间≥1年，患者有望转复	长期持续性房颤
34	持续时间＞1年，不能终止或终止后又复发，无转复愿望	永久性房颤
35	房颤患者+昏迷、头晕等	脑栓塞
36	房颤患者+腹痛、腹部不适等	肠系膜动脉栓塞
37	房颤=第一心音强弱不等+心律绝对不规则+脉短绌	房颤
38	房颤患者控制心室率首选药物是	①β 受体阻滞剂（美托洛尔） ②合并哮喘者选维拉帕米
39	房颤患者控制心室率，要将心室率控制在	心室率＜110次/分
40	房颤患者抗栓治疗首选	华法林
41	房颤患者抗血栓治疗，转复窦律前服用几周	3周
42	房颤患者抗血栓治疗，转复窦律后服用几周	4周
43	房颤患者转复窦律，首选药物是	胺碘酮
44	①P波消失，代以形态、间距及振幅均绝对整齐呈锯齿状F波②频率250～350次/分	心房扑动
45	阵发性室上性心动过速最常见的原因是	预激综合征
46	阵发性室上性心动过速最主要的发生机制是	折返机制
47	阵发性室上性心动过速=青年人+突发突止+第一心音强度恒定及心律绝对规则	阵发性室上性心动过速
48	阵发性室上性心动过速首选的药物是	腺苷＞维拉帕米
49	室性期前收缩=提前出现宽大畸形的QRS波，其前无P波	室性期前收缩
50	心电图显示：心室夺获及室性融合波	室性心动过速

51	室性心动过速合并血流动力学稳定，首选药物	利多卡因
52	室性心动过速合并血流动力学不稳定，有休克患者，及时行	直流电复律
53	尖端扭转型室速首选药物是	静注镁盐
54	心室颤动 = 意识模糊 + 波形、振幅与频率极不规则的颤动波	心室颤动
55	最有效的终止室颤的方法是	非同步电除颤
56	电除颤单向波能量	360 焦耳
57	电除颤双向波能量	200 焦耳
58	三度阻滞 = 心律整齐，心率 30 ～ 40/ 分 + 大炮音	三度阻滞
59	三度阻滞 + 如果有可能恢复的心律失常，首选的治疗方式是	临时起搏器
60	三度阻滞 + 如果不可能恢复的心律失常，首选的治疗方式是	永久起搏器
61	中老年人心搏骤停发生的最常见的原因	冠心病
62	青年人发生心源性猝死最常见的病因是	心肌病
63	心搏骤停诊断的金标准是	大动脉即股动脉、颈动脉搏动
64	心肺复苏首选的药物是	肾上腺素
65	心肺复苏的患者，按压：通气比例为	30：2
66	心肺复苏的患者，胸外按压频率是	100 次 / 分
67	心肺复苏的患者，胸骨压低至少下陷几厘米	5cm
68	收缩压（140 ～ 159 mmHg）舒张压（90 ～ 99 mmHg）	1 级高血压（轻度）
69	收缩压（160 ～ 179mmHg）舒张压（100 ～ 109 mmHg）	2 级高血压（中度）
70	收缩压（≥ 180 mmHg）舒张压（≥ 110 mmHg）	3 级高血压（重度）
71	收缩压（≥ 140 mmHg）舒张压（< 90 mmHg）	单纯收缩期高血压
72	急进型高血压 = 血压突然升高 + 视网膜眼底Ⅲ级病变	急进型高血压
73	恶性高血压 = 舒张压≥ 130mmHg，眼底Ⅳ级或Ⅲ级病变 + 肾功能不全	恶性高血压
74	高血压脑病 = 严重头痛、呕吐 + 抽搐、昏迷	高血压脑病
75	高血压危象 = 各个系统的表现，常发生于突然停药后，由于小动脉强烈痉挛，血压急剧上升	高血压危象
76	一般高血压人群主张血压控制在	< 140/90mmHg

77	糖尿病、慢性肾病、心力衰竭或病情稳定的冠心病合并高血压患者血压控制目标	＜130/80mmHg
78	老年人单纯收缩期高血压血压控制目标	150mmHg 以下
79	糖尿病＋高血压	首选药物：ACEI/ARB
80	尿蛋白＋高血压	首选药物：ACEI/ARB
81	心室重构＋高血压	首选药物：ACEI/ARB
82	肌酐≥265umol/L＋高血压	禁忌：ACEI
83	糖尿病、尿蛋白、心室重构＋刺激性咳嗽＋高血压	首选药物：ARB
84	高血钾＋高血压	首选药物：呋塞米
85	低血钾＋高血压	首选药物：螺内酯
86	心率快＋高血压	①首选药物：β 受体阻滞剂 ②其次药物：维拉帕米
87	心率慢＋高血压	禁用：β 受体阻滞剂、维拉帕米
88	支气管哮喘＋高血压	禁用：β 受体阻滞剂
89	痛风＋高血压	禁用：氢氯噻嗪
90	肾实质性高血压＝慢性肾小球肾炎＋高血压	肾实质性高血压
91	肾血管性高血压＝上腹部和背部肋脊角处有高调血管杂音	肾血管性高血压
92	主动脉缩窄＝两上肢和两下肢血压不对称＋高血压	主动脉缩窄
93	原发性醛固酮增多症＝高血压＋低血钾	原发性醛固酮增多症
94	库欣综合征＝满月脸水牛腰＋高血压	库欣综合征
95	嗜铬细胞瘤＝阵发性高血压＋间歇期正常	嗜铬细胞瘤
96	下列不是冠心病发生的病因是	HDL（高密度脂蛋白）升高
97	下列不是冠心病发生的病因是	饮酒
98	冠心病最容易发生血栓栓塞的部位是	左前降支
99	稳定型心绞痛＝胸骨体中、上段后疼痛（向左上肢放射）＋时间持续3～5分钟＋ST 段压低≥0.1mv	稳定型心绞痛
100	静息性心绞痛＝发作于休息时，持续时间常＞20 分钟	静息性心绞痛
101	初发型心绞痛＝通常在首发症状1～2个月内、很轻的体力劳动可诱发	初发型心绞痛
102	恶化性心绞痛＝相对稳定的劳力性心绞痛基础上心绞痛逐渐增强，疼痛更剧烈、时间更长或更频繁	恶化性心绞痛
103	变异型心绞痛＝胸痛＋ST 段一过性抬高	变异型心绞痛

104	非 ST 段抬高心肌梗死 = 胸痛 + 口服硝酸甘油无效 + 心肌酶升高 +ST 段不抬高	非 ST 段抬高心肌梗死
105	急性 ST 段抬高心肌梗死 = 胸痛 + 口服硝酸甘油无效 + 心肌酶升高 +ST 段弓背向上抬高	急性 ST 段抬高心肌梗死
106	稳定型心绞痛稳定期首选的检查是	运动负荷实验
107	不稳定心绞痛及心肌梗死患者禁忌做	运动负荷实验
108	冠心病最有意义的检查是	冠脉造影术
109	心绞痛患者缓解症状首选的药物是	硝酸甘油
110	心绞痛患者改善预后首选的药物是	阿司匹林
111	变异型心绞痛首选	钙离子拮抗剂即 CCB（硝苯地平）
112	非 ST 段抬高心肌梗死首选药物是	阿司匹林
113	心肌梗死患者，入院前最主要死亡原因	心室颤动
114	心肌梗死患者首选检查是	心电图
115	心肌梗死患者最有意义的检查是	心肌酶
116	心电图 $V_1 \sim V_3$ 导联 ST 段抬高	前间壁心肌梗死
117	心电图 $V_1 \sim V_4$ 导联 ST 段抬高	前壁心肌梗死
118	心电图 $V_3 \sim V_5$ 导联 ST 段抬高	前壁心肌梗死
119	心电图 $V_1 \sim V_5$ 导联 ST 段抬高	广泛前壁心肌梗死
120	心电图 $V_7 \sim V_9$ 导联 ST 段抬高	后壁心肌梗死
121	心电图 I、AVL、V_8 导联 ST 段抬高	高侧壁心肌梗死
122	心电图 II、III、AVF 导联 ST 段抬高	下壁心肌梗死
123	心肌梗死患者，最先升高的心肌酶是	肌红蛋白
124	心肌梗死患者，最有意义的心肌酶是	肌钙蛋白
125	心肌梗死患者，持续最长时间的心肌酶是	肌钙蛋白
126	心肌梗死患者，4 ～ 5 天后再次升高的心肌酶是	肌酸激酶同工酶（CK-MB）
127	ST 段抬高的心肌梗死溶栓治疗首选药物是	尿激酶
128	非 ST 段抬高的心肌梗死的禁忌治疗是	溶栓治疗
129	右心室心肌梗死患者禁用	硝酸甘油
130	24 小时以内的心梗禁用	洋地黄
131	心肌梗死患者，出现心尖区收缩中晚期喀喇音	①乳头肌功能失调、断裂 ②二尖瓣脱垂
132	心肌梗死患者，出现胸骨左缘第 3 ～ 4 肋间持续收缩期杂音	室间隔穿孔
133	心肌梗死患者，最常见的心室壁破裂的部位	心脏破裂
134	心肌梗死患者，出现 ST 段持续抬高	室壁瘤
135	心肌梗死后综合征 = 心肌梗死后 1 个月左右 + 心包炎、胸膜炎（发热、胸痛）	心肌梗死后综合征

136	前壁心肌梗死最容易合并的心律失常	室性心律失常
137	下壁心肌梗死最容易合并的心律失常 + 心律齐 + 心率 30 ～ 40 次 / 分	三度房室传导阻滞
138	高胆固醇血症患者首选药物是	他汀类药物
139	高甘油三酯血症患者首选药物是	贝特类药物
140	他汀类药物出现小腿疼痛，考虑诊断为	横纹肌溶解综合征
141	①瓣口面积＞ 1.5cm^2 为轻度狭窄 ②瓣口面积 1.0 ～ 1.5cm^2 中度狭窄 ③瓣口面积＜ 1.0cm^2 重度狭窄	二尖瓣的面积
142	二尖瓣狭窄＝心尖部舒张期隆隆样杂音 + 梨形心 + 二尖瓣面容 +Graham-Steell 杂音	二尖瓣狭窄
143	二尖瓣患者慎用药物是	洋地黄
144	二尖瓣患者最常用的并发症是	心房颤动
145	二尖瓣关闭不全＝心尖部收缩期吹风样杂音	二尖瓣关闭不全
146	主动脉狭窄三联征：心绞痛、晕厥、呼吸困难	主动脉狭窄三联征
147	主动脉狭窄＝主动脉瓣区（胸骨右缘第 2 肋间、左缘第 3 肋间）收缩期喷射样杂音	主动脉狭窄
148	适应症：特别是重度狭窄（＞ 40mmHg 重度狭窄；＜ 1.0cm^2 重度狭窄）	主动脉狭窄的瓣膜置换手术指征
149	主动脉狭窄最常用的并发症是	心房颤动
150	主动脉瓣关闭不全＝胸骨右缘第 2 肋间或胸骨左缘第 3 肋间舒张期的叹气样杂音	主动脉瓣关闭不全
151	主动脉瓣关闭不全导致相对性二尖瓣狭窄出现心尖部舒张性隆隆样杂音即	Austin-Flint 杂音
152	TrauBe 征、Musset 征、Duroziez 征、水冲脉、毛细血管搏动征	主动脉瓣关闭不全导致的周围血管征
153	主动脉瓣关闭不全导致相对性的二尖瓣狭窄称为	Austin-Flint 杂音
154	主动脉瓣关闭不全患者出现的心影是	靴型心
155	急性感染性心内膜炎最常见致病菌是	金黄色葡萄球菌
156	亚急性感染性心内膜炎最常见致病菌是	草绿色链球菌
157	主要见于急性感染性心内膜炎患者的是	Janeway 损害
158	主要见于亚急性感染性心内膜炎患者的是	Osler 结节，Roth 斑
159	感染性心内膜炎患者最有价值的检查是	血培养＞超声心电图（赘生物）
160	感染性心内膜炎＝寒战发热 + 心脏杂音（心脏瓣膜有赘生物所以有杂音）	感染性心内膜炎
161	感染性心内膜炎抗生素治疗的时间是	4 ～ 6 周
162	急性感染性心内膜炎治疗首选的抗生素是	萘夫西林 + 氨苄西林
163	亚急性感染性心内膜炎治疗首选的抗生素是	青霉素为主或加庆大霉素

164	急性心包炎随渗液量的增多，导致心脏壁层与脏层之间的分离，疼痛减轻、杂音也略减轻	急性心包炎胸痛
165	纤维素性心包炎＝心前区疼痛＋心包摩擦音呈抓刮样粗糙的高频音	纤维素性心包炎
166	心包积液患者，背部左肩胛角下呈浊音	Ewart 征
167	颈静脉怒张、动脉压下降、心音遥远	Beck 三联征
168	心包积液＝呼吸困难＋心影向两侧增大＋心音遥远＋奇脉（吸停脉）	心包积液
169	心包积液的 X 线表现为	烧瓶心
170	心包积液患者首选检查是	B 超
171	心包积液患者确诊检查是	心包穿刺活检
172	心包积液患者最有效的治疗是	心包穿刺抽液
173	扩张型心肌病＝呼吸困难＋心界向两侧扩大＋超声有钻石样双峰图形	扩张型心肌病
174	扩张型心肌病首选检查是	超声心动图
175	肥厚型心肌病＝呼吸困难＋左室伴不对称性室间隔肥厚＋左室流出道可有或无梗阻	肥厚型心肌病
176	肥厚型梗阻型心肌病＝胸骨左缘第 3 ～ 4 肋间收缩期杂音＋硝酸甘油可以使得杂音增强，而 β 受体阻滞剂可以让杂音减弱	肥厚型梗阻型心肌病
177	肥厚型梗阻型心肌病首选药物是	β 受体阻滞剂（美托洛尔）＞维拉帕米、地尔硫卓
178	肥厚型梗阻型心肌病禁忌药物是	洋地黄
179	病毒性心肌炎最常见的致病菌是	柯萨奇病毒 B 组
180	病毒性心肌炎＝20、30 岁年轻人＋发热＋呼吸困难＋肌钙蛋白升高	病毒性心肌炎
181	病毒性心肌炎的确诊依据是	心内膜心肌活检
182	病毒性心肌炎的了解患者喘憋原因是	超声心动图
183	轻度休克＝神志清楚＋脉搏＜ 100/ 分＋收缩压正常或稍升高	轻度休克
184	中度休克＝神志淡漠＋脉搏＜ 100/ 分＋收缩压70 ～ 90mmHg	中度休克
185	重度休克＝意识模糊、昏迷＋脉搏 100 ～ 120 次 / 分＋收缩压＜ 70mmHg	重度休克
186	休克指数＝脉率 / 收缩压	休克指数
187	反应休克最简单的检查是	尿量
188	当尿量超过多少时，提示休克在好转	30ml/h
189	反映肺静脉，左心房和左心室的功能	肺毛细血管楔压（PCWP）
190	休克首选的治疗是补充血容量，补液首选	平衡盐溶液

191	CVP 低，血压低	充分补液
192	CVP 低，血压正常	适当补液
193	CVP 正常，血压低	补液试验
194	CVP 低，血压高	强心治疗
195	CVP 高，血压正常	舒张血管
196	感染性休克＝感染病灶（革兰氏染色阴性杆菌为主）＋低血压＋意识昏迷等	感染性休克
197	冷休克（低动力型、低排高阻型）＝嗜睡＋发绀＋冷汗＋尿量＜25ml/h	冷休克
198	暖休克（高动力型、高排低阻型）＝清醒＋潮红＋温暖＋尿量＞30ml/h	暖休克
199	过敏性休克＝接触某些过敏原＋血压急剧下降到 80/50mmHg＋意识障碍	过敏性休克
200	过敏性休克的首选药物是	肾上腺素
201	动脉粥样硬化性血管病＝45 岁以上＋高血压、高血脂、高血糖＋间歇性跛行＋大动脉破坏	动脉粥样硬化性血管病
202	动脉粥样硬化性血管病确诊检查金标准是	血管造影术
203	①Ⅰ期：无明显症状 ②Ⅱ期：间歇性跛行 ③Ⅲ期：静息痛 ④Ⅳ期：肢体坏死	动脉粥样硬化性血管病的分期
204	血栓闭塞性脉管炎主要病因是	吸烟
205	血栓闭塞性脉管炎＝青少年＋吸烟＋间歇性跛行＋中、小动静脉破坏	血栓闭塞性脉管炎
206	血栓闭塞性脉管炎的确诊试验是	Buerger 试验
207	单纯下肢静脉曲张＝大隐静脉及其属支曲张＋内踝周围色素沉着＋TrendelenBurg 试验（＋）	单纯下肢静脉曲张
208	大隐静脉瓣膜功能试验	TrendelenBurg 试验
209	深静脉通畅试验	Perthes 试验
210	交通静脉瓣膜功能试验	Pratt 试验
211	单纯下肢静脉曲张＋TrendelenBurg 试验（＋）Perthes 试验（－）首选治疗是	大隐静脉高位结扎或大隐静脉分段剥脱术
212	髂－股静脉血栓形成（中央型血栓）＝髂股区压痛（股三角压痛）＋下肢肿胀	髂－股静脉血栓形成
213	小腿深静脉血栓形成（周围型血栓）＝小腿剧痛＋肿胀	小腿深静脉血栓形成
214	下肢深静脉血栓的体征是	Homans 征阳性
215	下肢深静脉血栓首选治疗是	溶栓治疗
216	下肢深静脉血栓禁忌治疗是	止血药

第三篇　消化系统

序号	题眼 / 必考点	答案
1	胃食管反流病最主要的发病机制是	一过性下食管括约肌松弛
2	胃食管反流病 = 胸骨后反酸、烧心、烧灼感 + 抗酸治疗有效	胃食管反流病
3	胃食管反流病最有价值的检查是	胃镜
4	诊断酸返流最有价值的检查是	食管 24 小时 pH 值
5	胃食管反流病最有效的药物是	质子泵抑制剂（奥美拉唑）
6	胃食管反流病患者促进胃排空的药物是	多潘立酮
7	胃食管反流病最常见的并发症是	上消化道出血
8	胃食管反流病患者食管下段的鳞状上皮被柱状上皮覆盖	Barrett 食管（容易发生腺癌）
9	预防 Barrett 食管癌的唯一方法是	定期随访
10	食管癌最常见部位是	胸中段
11	食管癌最常见的病理组织类型是	鳞癌
12	食管癌常见病理类型：髓质型、缩窄型、蕈伞型、溃疡型、未分化型	注意无梗阻型
13	食管癌早期的表现是	哽咽感、胸骨后摩擦样、针刺样疼痛
14	食管癌晚期表现是	进行性吞咽困难
15	食管癌的筛查实验是	食管拉网实验
16	食管癌的确诊检查，最有价值的检查是	胃镜 + 活检
17	食管癌的首选检查	食管钡餐检查
18	食管癌 = 中老年人 + 进行性吞咽困难（或哽咽感、胸骨后针刺痛）+ 消瘦、贫血	食管癌
19	食管静脉曲张和贲门失弛缓症首选检查是	X 线钡餐检查
20	虫蚀样或蚯蚓状或串珠样或菊花样充盈缺损	食管静脉曲张 X 线钡餐表现
21	鸟嘴状或漏斗状	贲门失弛缓症 X 线钡餐表现
22	治疗食管癌的首选方法	手术治疗
23	年老体弱，心肺功能障碍患者的颈段、胸上段的食管癌	单纯放射治疗
24	食管癌伴有严重进食困难者，为了改善生活质量首选是	胃造瘘术
25	为空肠起始部的标志，区分上、下消化道的标志	十二指肠悬韧带（Treitz 韧带）
26	位置在肝左下后间隙	网膜囊
27	位于肝胃韧带和胃前方的间隙	肝左上间隙
28	胃体主细胞分泌	胃蛋白酶原

29	胃体壁细胞分泌	盐酸和内因子
30	胃窦 G 细胞分泌	胃泌素
31	保留迷走神经的腹腔支和肝胆支，切断了支配幽门的"鸦爪支"	选择性的迷走神经切断术
32	切断术保留迷走神经的肝胆支、腹腔支，特别是"鸦爪支"	高选择性的迷走神经切断术
33	急性胃炎最常见的病因是	非甾体类抗炎药物（NSAIDs）
34	非甾体类抗炎药物（NSAIDs）导致急性胃炎的发病主要机制是抑制了环氧化酶，进而减少了哪种激素的合成	前列腺素
35	烧伤所致者称为	Curling 溃疡
36	中枢神经系统病变可引起	Cushing 溃疡
37	急性胃炎（应激性溃疡、急性胃黏膜病变）=NSAIDs、饮酒 + 呕血、黑粪	急性胃炎
38	急性胃炎最有意义检查、明确诊断检查是	胃镜 + 活检
39	急性胃炎首选药物是	奥美拉唑
40	慢性非萎缩性胃炎=胃镜显示黏膜呈红黄相间，以红为主，或黏膜皱襞肿胀增粗	慢性非萎缩性胃炎
41	慢性非萎缩性胃炎的确诊检查是	胃镜 + 活检
42	慢性胃炎最常见的病因是	幽门螺旋杆菌感染
43	慢性胃炎患者慢性炎症细胞浸润以哪种细胞浸润为主	淋巴细胞、浆细胞
44	慢性胃炎患者炎症活动期以哪种细胞浸润为主	中性粒细胞
45	A 型胃炎 = 壁细胞抗体（+）+ 胃体发病 +盐酸减少 + 巨幼红细胞贫血	A 型胃炎
46	B 型胃炎 = 幽门螺旋杆菌（+）+ 胃窦发病 + 盐酸正常或略减少 + 不贫血	B 型胃炎
47	慢性胃炎最有价值的诊断方法、最可靠的诊断方法	胃镜 + 活检
48	慢性胃炎检查 Hp 首选的侵入性的检查方法是	尿素酶快速试验
49	临床确诊及术后复查 Hp 感染首选的检查方法	$^{13, 14}$C 尿素呼气试验
50	阳性表明受试者感染过 Hp，但不表示目前仍有 Hp 存在，最适合于流行病学调查	血清 Hp 抗体测定
51	根除幽门螺杆菌，PPI 或者胶体铋 + 两种抗生素	三联疗法或四联疗法
52	（三联疗法或四联疗法），以奥美拉唑 + 克拉霉素 + 阿莫西林（甲硝唑）效果最好	
53	三联或四联药物抗 Hp 治疗中，用药的时间为	1 ～ 2 周
54	局灶性中、重度不典型增生（高级上皮内瘤变），无淋巴结转移，首要治疗是	胃镜下行黏膜剥离术

55	灶性**重度**不典型增生＋局部**淋巴结肿大**时，首要治疗是	手术治疗
56	**功能性消化不良**＝上腹部疼痛、上腹部烧灼感、餐后饱胀＞6个月＋所有检查（－）	功能性消化不良
57	消化性溃疡病**最重要**发病原因	Hp 感染
58	消化性溃疡病最主要致病力、具有**侵袭性**因素是	盐酸
59	胃溃疡＝**进食痛**（进食→疼痛→缓解）＋**胃窦**、**胃小弯和胃角**	胃溃疡
60	十二指肠溃疡＝**饥饿痛**（疼痛→进食→缓解）＋十二指肠**球部**	十二指肠溃疡
61	消化性溃疡的**最有价值**（最可靠）的诊断方法是	胃镜＋活检
62	消化性溃疡的首选药物是	奥美拉唑
63	消化性溃疡**最常见**的并发症是	出血
64	消化性溃疡**最常见**的出血部位是	胃窦小弯侧及十二指肠球部后壁
65	消化性溃疡出血 5～10ml	便潜血
66	消化性溃疡出血 50～100ml	黑粪
67	消化性溃疡出血 250～300ml	呕血
68	消化性溃疡出血 600ml	神志不清
69	消化性溃疡出血 800～1000ml	休克
70	消化性溃疡**最常见**的穿孔部位是	胃窦小弯侧及十二指肠球部前壁
71	消化性溃疡穿孔＝突发的上腹部剧烈疼痛，呈刀割样，迅速波及全腹	消化性溃疡**穿孔**
72	消化性溃疡**穿孔**的典型体征是	肝浊音界消失
73	消化性溃疡**穿孔**＝溃疡病史＋突发剧烈腹痛＋**肝浊音界消失**	消化性溃疡**穿孔**
74	消化性溃疡**穿孔**的最有价值检查是	立位 X 线检查腹平片（金标准）
75	急性溃疡穿孔**根治性手术**可选择是	胃大部切除术
76	瘢痕性幽门梗阻＝溃疡病史＋反复呕吐**大量宿食不含胆汁**＋振水音	瘢痕性幽门梗阻
77	瘢痕性幽门梗阻**最有价值**的检查是	胃镜＋活检
78	瘢痕性幽门梗阻常见的**电解质紊乱**是	低钾低氯碱中毒
79	瘢痕性幽门梗阻**首选**的治疗是	手术**绝对适应症**
80	瘢痕性幽门梗阻术前应用何种液体**洗胃壁**	术前用高渗盐水洗胃，减轻胃壁水肿

81	胃大切手术后，术后 2 ～ 4 小时以内出血，多为	结扎线脱落
82	胃大切手术后，术后 4 ～ 6 日出血，多为	吻合口黏膜坏死脱落
83	胃大切手术后，术后 10 ～ 20 日出血，多为	缝合线处有感染
84	胃大切手术后，多发生在术后 2 天左右，表现为恶心、呕吐，呕吐物为绿色	术后胃瘫
85	毕 II 氏手术后出现少量食物，不含胆汁	急性输入段梗阻
86	毕 II 氏手术后出现大量胆汁，不含食物	慢性输入段梗阻
87	毕 II 氏手术后出现含有胆汁的食物	输出段梗阻
88	毕 II 氏手术后出现只有食物，没有胆汁	吻合口梗阻
89	毕 II 氏手术后出现大肠液渗出导致机体低血容量表现，表现为头晕、面色苍白等，多发生在餐后 30min 左右	早期倾倒综合征
90	毕 II 氏手术后，胰岛素分泌增多引起的反应性低血糖，多发生在餐后 2 ～ 4 小时	晚期倾倒综合征
91	胆汁性呕吐、胸骨后疼痛及体重减轻	碱性反流病
92	碱性反流病首要的治疗方式是	Roux-en-Y 吻合术
93	残胃癌最短发生在术后第几年	第 5 年
94	幽门管溃疡 = 餐后很快发生疼痛，早期出现呕吐，易出现幽门梗阻	幽门管溃疡
95	球后溃疡 = 指发生在十二指肠降段、水平段的溃疡 + 疼痛可向右上腹及背部放射，易出血	球后溃疡
96	巨大溃疡 = 指直径 > 2cm 的溃疡，巨大十二指肠球部溃疡常位于后壁，易发展为穿透性	巨大溃疡
97	胃癌最常见的病因是	幽门螺旋杆菌感染
98	胃癌好发部位是	胃窦部小弯侧
99	胃癌最常见的病理类型是	腺癌
100	胃癌仅限于黏膜层和黏膜下层，与黏膜大小和有无淋巴结转移无关，与侵入的深度有关	早期胃癌
101	胃癌 < 5mm	微小胃癌
102	胃癌 < 10mm	小胃癌
103	I 型结节型，II 型溃疡局限型，III 型溃疡浸润型，IV型弥漫浸润型	Borrmann 分型
104	胃癌主要转移途径是	直接蔓延
105	胃癌最常见的转移部位是	肝
106	胃窦小弯侧胃癌首先转移的淋巴结是	幽门上淋巴结
107	胃癌最终转移的淋巴结是	左锁骨上淋巴结
108	胃癌种植到卵巢，卵巢转移性肿瘤称为	库肯博瘤（Krukenberg 瘤）
109	Krukenberg 瘤多为	印戒细胞癌

110	胃癌 = 中老年人 + 上腹不规律腹痛 + 剑突下肿物 + 消瘦贫血貌	胃癌
111	胃癌最有意义的检查是	胃镜 + 活检
112	胃癌首选的治疗方式是	胃癌根治术
113	由于胃癌导致的梗阻、穿孔、出血等并发症而做的手术，首要手术方式是	姑息性手术
114	我国肝硬化最常见病因是	乙型肝炎
115	西方国家肝硬化最常见病因是	酒精
116	肝硬化主要病理表现是	假小叶
117	①肝病面容　②黄疸　③肝掌和蜘蛛痣 ④夜盲　　　⑤出血	肝功能减退
118	①脾大、脾功能亢进 ②腹水：肝硬化最突出的临床表现 ③侧支循环建立：食管胃底静脉曲张是肝硬化的特征性表现，此外还有腹壁静脉曲张、痔静脉曲张、腹膜后静脉曲张	门静脉高压
119	肝硬化患者，出现在上腔静脉的回流区域，多由于体内雌激素升高所致	肝掌和蜘蛛痣
120	①门静脉高压 ②有效循环血量不足 ③低蛋白血症 ④继发性醛固酮及抗利尿激素增多 ⑤肝淋巴量超过了淋巴循环引流能力	肝硬化患者出现腹水的病因
121	肝硬化 = 低热、乏力 + 黄疸 + 假小叶形成	肝硬化
122	肝硬化患者，血清Ⅲ型前胶原肽、Ⅳ型胶原、层粘连蛋白浓度明显增高、透明质酸升高	肝纤维组织增生
123	肝硬化患者最有价值的检查是	肝穿刺活检
124	鉴别肝癌和肝血管瘤最好的方法是	肝MRI
125	肝硬化腹水患者利尿剂原则上首选	螺内酯
126	肝硬化患者根治性治疗为	肝移植
127	肝硬化最常见的并发症是	上消化道出血
128	肝硬化最严重的并发症	肝性脑病
129	肝硬化患者出现肝增大 + AFP阳性	原发性肝癌
130	肝硬化患者体温升高（38 ～ 39℃） + 腹膜刺激征	自发性腹膜炎
131	肝硬化病史 + 呼吸症状（低氧血症、呼吸困难）	肝肺综合征
132	肝硬化 + 少尿或无尿，肌酐升高	肝肾综合征
133	脾静脉占门静脉血流的	20%
134	肝脏的血液供应中，门静脉占	75%

135	Glisson 纤维鞘里包裹的管道有	门静脉、肝动脉和肝胆管
136	门静脉系统主要侧支循环：最重要的是	胃底、食管下段交通支
137	①肚脐以上静脉血流方向自下而上 ②肚脐以下静脉血流方向自上而下	腹壁交通支的血流方向
138	我国门静脉高压的最主要原因	肝硬化（肝内型，占95%以上）
139	肝硬化患者非选择性门体静脉分流术主要缺点是	肝性脑病发生概率最大
140	肝硬化患者，预防上消化道大出血的方式首选	贲门周围血管离断术
141	贲门周围血管离断术，需要离断四组血管即	胃后静脉、冠状静脉、胃短静脉和左膈下静脉
142	肝性脑病患者，最常见病因	低钾性碱中毒
143	肝性脑病患者，基本全正常，仅在智力、心理测试时有轻微异常	0 期（潜伏期）
144	肝性脑病患者，轻度性格改变和行为异常，扑翼样震颤	1 期（前驱期）
145	肝性脑病患者，意识错乱、睡眠障碍、行为异常	2 期（昏迷前期）
146	肝性脑病患者，昏睡，但可唤醒	3 期（昏睡期）
147	肝性脑病患者，神志完全丧失，不能唤醒	4 期（昏迷期）
148	肝性脑病的确诊检查	血中血氨水平
149	肝性脑病 = 肝硬化病史 + 意识障碍	肝性脑病
150	肝性脑病患者，减少肠内氮源性毒物的生成和吸收	乳果糖和稀醋酸
151	肝性脑病患者，禁用	肥皂水灌肠
152	肝性脑病患者，促进体内氨的代谢	L- 鸟氨酸 -L- 天冬氨酸；鸟氨酸 - α - 酮戊二酸
153	肝性脑病患者，调节神经递质	氟马西尼
154	肝性脑病患者，减少或拮抗假性神经递质是	支链氨基酸
155	对肝功能损伤较小，一般不出现严重并发症是	非酒精性脂肪性肝病
156	肝脓肿患者最常见的感染方式是	胆道疾病
157	肝脓肿患者最常见的致病菌为	大肠杆菌
158	肝脓肿为单发，脓液特点为咖啡样脓液	阿米巴肝脓肿
159	肝脓肿为多发，脓液特点为灰白色脓液	细菌性肝脓肿
160	肝脓肿首选检查是	B 超
161	细菌性肝脓肿 = 胆道疾病病史 + 寒颤高热 + 肝区叩击痛 +B 超发现肝脏液性暗区	细菌性肝脓肿
162	多个、体积较小细菌性肝脓肿首选治疗是	光谱抗生素治疗
163	单个较大脓肿（直径 > 2cm）首选的治疗方式是	经皮穿刺引流术
164	导致 AFP 升高的肝癌为	肝细胞癌

165	肝癌的早期表现是	肝区疼痛
166	肝癌的晚期表现是	肝脏进行性肿大
167	诊断肝细胞癌特异性的标志物是	AFP
168	肝癌诊断的金标准是	穿刺活检
169	肝癌 = 肝硬化病史 + 肝脏进行性肿大 +AFP升高	肝癌
170	微小肝癌和小肝癌（直径≤5cm）及直径＞5cm肝外肿瘤首要治疗方式是	肝段切术
171	直径＞5cm 的肝内肿瘤首要治疗方式是	经肝动脉局域化疗
172	肝癌原则上不做	全身化疗
173	由胆囊管、肝总管及肝下缘所构成的三角区域	胆囊三角（Calot 三角）
174	ERCP 容易诱发的并发症是	急性胰腺炎
175	胆囊结石 = 右上腹腹痛 + 向右肩部放射 +Murphy征（+）+B 超胆囊强回声团	胆囊结石
176	胆囊结石首选检查是	B 超
177	有症状的胆囊结石患者首选的检查是	腹腔镜胆囊切除术
178	①伴有胆囊息肉＞1cm；结石数量多及结石直径≥2～3cm；胆囊壁增厚≥3mm 即伴有慢性胆囊炎 ②胆囊壁钙化或瓷性胆囊 ③胆囊不显影 ④合并糖尿病 ⑤反复诱发急性胰腺炎	腹腔镜胆囊切除术手术适应症
179	急性胆囊炎 = 右上腹腹痛 + 向右肩部放射 +Murphy 征（+）+B 超胆囊壁增厚	急性胆囊炎
180	急性胆囊炎的首选检查是	B 超
181	急性胆囊炎的首选治疗是	腹腔镜胆囊切除术
182	腹痛、寒颤高热、黄疸（黄、痛、热）	Charcot 三联征
183	肝外胆管结石 =Charcot 三联征：腹痛、寒颤高热、黄疸	肝外胆管结石
184	肝外胆管结石首选的治疗方案	胆总管切开取石、T 管引流
185	胆总管切开取石、T 管引流中 T 管的拔出时间为	术后第 14 天
186	Reynolds（瑞里连德）五联征 = 腹痛 + 寒颤高热 + 黄疸 + 休克 + 中枢神经系统抑制	Reynolds（瑞里连德）五联征
187	急性梗阻性化脓性胆管炎 =Charcot 三联征 + 休克、中枢神经系统抑制表现	急性梗阻性化脓性胆管炎
188	急性梗阻性化脓性胆管炎的首选检查是	腹部 B 超
189	肝门部胆管癌 = 进行性黄疸 + 胆囊不肿大	肝门部胆管癌

190	胆管癌 = 进行性黄疸 + 无痛性肿大胆囊	胆管癌
191	肝门部胆管癌可采用的治疗方式是	肝门期管、胆囊、部分肝外胆管及部分肝门区的肝组织切除
192	我国急性胰腺炎的病因主要是	胆道疾病
193	西方国家的主要病因是	酒精
194	急性胰腺炎患者，脂肪坏死的酶是	脂肪酶
195	急性胰腺炎患者，胰腺内血管扩张、休克的酶是	激肽酶
196	急性胰腺炎患者，胰腺溶血坏死的酶是	磷脂酶 A
197	急性胰腺炎患者，胰腺出血血栓的酶是	弹力蛋白酶
198	急性胰腺炎 = 中上腹部或偏左侧的持续性腹痛 + 向腰背部反射	急性胰腺炎
199	急性胰腺炎患者，胁腹部皮肤呈暗灰蓝色是	Grey-Turner 征
200	急性胰腺炎患者，脐周皮肤青紫是	Cullen 征
201	急性胰腺炎患者，首选的检查是	血淀粉酶
202	急性胰腺炎患者，首选的影像学检查是	B 超
203	急性胰腺炎患者，最有价值的影像学检查是或能为手术方案提供信息的是	增强 CT
204	急性胰腺炎患者，血淀粉酶数小时开始升高，24 小时达高峰，持续 3～5 天	血淀粉酶的特点
205	急性胰腺炎患者，禁用	吗啡
206	急性胰腺炎患者，减少胰酶分泌的药物是	奥曲肽
207	急性胰腺炎患者，抑制胰酶的活性是	抑肽酶
208	胰腺假性囊肿 = 急性胰腺炎病史 + 胰腺固定的肿块	胰腺假性囊肿
209	胰腺脓肿 = 寒战高热 + 胰腺及胰腺周围的包裹性积脓 + 包块	胰腺脓肿
210	胰头癌 = 腹部肿块 + 无痛进行性黄疸 +Cour-voisier 征（右上腹无痛性肿大胆囊）	胰头癌
211	胰头癌早期表现是	上腹痛和不适
212	胰头癌晚期表现是	进行性黄疸
213	胰头癌最有意义的检查是	增强 CT
214	胰头癌首选的治疗方式是	胰头十二指肠切除术
215	壶腹癌 = 黄疸出现早，可呈波动性，与肿瘤组织坏死脱落有关，常合并胆管感染	壶腹癌
216	克罗恩病最常见部位是	回肠末段
217	克罗恩病典型的病理特点是黏膜外观为	鹅卵石样或铺路石样外观
218	克罗恩病典型的病理结果是	非干酪坏死性肉芽肿

219	克罗恩病 = 糊状便 + 腹痛 + 进餐后加重，排便或肛门排气后缓解 + 鹅卵石样或铺路石样外观 + 非干酪坏死性 + 瘘管形成	克罗恩病
220	克罗恩病最有意义的检查是	结肠镜 + 活检
221	病变局限在结肠的轻度的克罗恩病患者首选	5-氨基水杨酸（柳氮磺吡啶）
222	克罗恩病的各种中、重型患者首选	糖皮质激素
223	克罗恩病的最常见并发症是	肠梗阻
224	溃疡性结肠炎最常见部位是	直肠和乙状结肠
225	溃疡性结肠炎的病变局限于	黏膜和黏膜下层
226	溃疡性结肠炎 = 左下腹痛 + 粘液脓血便 + 里急后重 + 抗生素治疗无效	溃疡性结肠炎
227	溃疡性结肠炎确诊检查是	结肠镜
228	轻型、中型或重型经糖皮质激素治疗已有缓解的溃疡性结肠炎患者，首选药物是	柳氮磺吡啶（SASP）
229	溃疡性结肠炎患者对控制病情活动有较好疗效，首选药物是	糖皮质激素
230	中毒性巨结肠 = 溃疡性结肠炎患者诱因（低钾、钡剂灌肠、阿托品）+ 病情急剧恶化，毒血症明显等 +X 线显示结肠袋、结肠带消失，肠腔扩张	中毒性巨结肠
231	肠易激综合征 = 顽固性腹泻或便秘 + 精神、饮食等可诱使症状加重 + 绝对不影响睡眠 + 血常规、便常规、结肠镜检查等各种检查均正常	肠易激综合征
232	肠易激综合征患者首选解痉药物是	匹维溴铵
233	肠易激综合征患者首选止泻药物是	洛哌丁胺
234	肠梗阻最常见的原因是	肠粘连
235	老年人最常见的肠梗阻病因是	肠道肿瘤
236	绞窄性肠梗阻 = 肠梗阻伴有肠壁血运障碍 +X 线：孤立肿大的肠袢，固定不动，明显腹膜刺激征、血性呕吐物及粪便，移动性浊音阳性	绞窄性肠梗阻
237	低位肠梗阻 = 回肠、结肠梗阻，呕吐物有粪臭味 +X 线：阶梯状、液平面	低位肠梗阻
238	绞窄性肠梗阻的首要治疗是	立刻手术治疗
239	肠套叠 = 儿童 + 腹痛、血便、腹部包块 + 杯口征或弹簧征	肠套叠
240	小肠扭转 = 青年人 + 剧烈运动 + 痛吐胀闭	小肠扭转
241	乙状结肠扭转 = 老年人 + 痛、吐、胀、闭 + 巨大肠袢 +X 线钡餐：鸟嘴症	乙状结肠扭转
242	结肠癌好发部位是	乙状结肠
243	结肠癌最常见的病理类型是	鳞癌

244	右侧结肠最常见的表现是（肿块型）	贫血
245	左侧结肠最常见的表现是（浸润型）	肠梗阻
246	结肠癌 = 排便习惯和粪便性状改变 + 腹痛	结肠癌
247	结肠癌最有价值的检查是	直肠镜 + 活检
248	结肠癌首要的治疗是	结肠癌根治性手术
249	肠结核的好发病变多位于	回盲结合部
250	腹痛→餐后加重→排便或肛门排气后缓解	肠结核的腹痛的规律
251	肠结核 = 右下腹痛 + 无脓血，不伴里急后重 + 有时腹泻与便秘交替 + 结核中毒症状，常有低热、盗汗等	肠结核
252	肠结核的最有价值检查是	结肠镜检查 + 活检
253	内镜下难以彻底切除、直径大于 2cm 的广基息肉或位置较高的癌变息肉，家族性腺瘤性息肉病	开腹行根治性手术
254	阑尾管腔阻塞最常见原因是	淋巴滤泡增生
255	急性阑尾炎的牵涉痛的发生机制主要是支配阑尾的神经脊髓节段在	第 10、11 胸节
256	阑尾炎患者为什么会发生缺血坏疽	无侧支循环的终末动脉
257	阑尾类癌的发生机制是	嗜银细胞
258	急性阑尾炎患者，用于诊断阑尾炎	结肠充气试验（Rovsing 征）
259	急性阑尾炎患者，说明阑尾位于盲肠后位，腰大肌前方的实验是	腰大肌试验（Psosa 征）
260	急性阑尾炎患者，说明阑尾位于阑尾在盆腔，位置很低的实验是	闭孔内肌试验（Obturator 征）
261	急性阑尾炎 = 典型的转移性右下腹痛 + 麦氏点压痛、反跳痛、肌紧张	急性阑尾炎
262	阑尾切除术术后并发症最常见是	切口感染
263	腹腔脓肿 = 急性阑尾炎手术史 + 寒战高热 +B 超发现腹部液性暗区	腹腔脓肿
264	门静脉炎 = 急性阑尾炎手术史 + 黄疸	门静脉炎
265	穿孔率、死亡率及并发症发生率均较高	婴幼儿及老年人急性阑尾炎
266	妊娠期急性阑尾炎手术切口的特点是	须偏高
267	齿状线以上是直肠上、下动脉；齿状线以下是肛门动脉	动脉
268	齿状线以上是髂内淋巴结；齿状线以下是腹股沟淋巴结	淋巴回流
269	直肠指检和结肠镜检查常用的体位是	左侧卧位
270	直肠肛管疾病手术时最常采用的体位是	截石位
271	对及早发现肛管、直肠各种疾患的检查方式是	直肠指检
272	直肠癌延误诊断的病例 85% 是由于未做	直肠指检

273	乳头肥大、前哨痔、肛裂	肛裂三联征
274	肛裂 = 排便时伴有剧痛 + 二次疼痛伴中间间歇期 + 大便表面带有鲜血	肛裂
275	肛裂最好发部位是后正中线即截石位的	截石位 6 点
276	肛裂的第二次疼痛为	括约痉挛痛
277	直肠肛管周围脓肿 = 肛门周围红肿热痛 + 波动感	直肠肛管周围脓肿
278	直肠肛管周围脓肿的脓肿形成波动感的治疗	切开引流
279	肛瘘 = 肛门周围的肉芽肿性管道 + 排出脓性分泌物	肛瘘
280	低位肛瘘的主要治疗方法是	肛瘘切除
281	高位肛瘘的主要治疗方法是	挂线疗法
282	肛瘘的治疗中最重要的找到内口的位置，判断	内口与肛门外括约肌之间关系
283	内痔 = 无痛性便后出血 + 蹲位时有肿物脱出	内痔
284	血栓性外痔 = 肛周暗紫色长条圆形肿物 + 表面皮肤水肿 + 质硬 + 压痛明显	血栓性外痔
285	环形痔 = 痔疮呈现为梅花瓣型肿物	环形痔
286	内痔好发于截石位的几点钟位置	3、7、11 点
287	直肠癌的筛查是	大便潜血试验
288	直肠癌的首选检查是	直肠指诊
289	直肠癌的确诊检查是	纤维结肠镜内镜 + 活检
290	预测直肠癌预后和监测复发的检查是	癌胚抗原（CEA）/CA199
291	有助于直肠癌分期的检查是	盆腔增强 CT 或 MRI
292	直肠癌患者，癌肿下缘距离肛门 7cm 以内的肿瘤	经腹会阴联合直肠癌根治术（Miles 手术）
293	直肠癌患者，癌肿下缘距离肛门 7cm 以上的肿瘤	经腹腔直肠癌切除术（Dixon 手术）
294	年老体弱等原因不能行 Miles 手术或急性梗阻不宜行 Dixon 手术	经腹直肠癌切除、近端造口、远端封闭手术（Hartmann 手术）
295	上消化道出血最常见的原因是	消化性溃疡
296	食管贲门黏膜撕裂症（Mallory-Weiss 综合征）= 剧烈呕吐造成食管下段或贲门的黏膜或黏膜下层纵形裂伤引起的上消化道大出血	食管贲门黏膜撕裂症
297	壁层腹膜受体神经支配，痛觉敏感，定位准确；脏层腹膜受自主神经支配，常为钝痛，定位较差	腹膜特点
298	继发性腹膜炎 = 急性阑尾炎穿孔、十二指肠溃疡穿孔、急性胆囊炎并发穿孔 + 最常见的致病菌是大肠埃希菌	继发性腹膜炎

299	原发性腹膜炎 = 溶血性链球菌、肺炎双球菌及大肠埃希菌 + 腹部压痛、反跳痛、肌紧张	原发性腹膜炎
300	肝硬化合并自发性腹膜炎选择抗生素的原则是	针对 G^- 杆菌，兼顾 G^+ 球菌
301	腹膜炎患者，手术探查切口的选择是	右旁正中切口
302	膈下脓肿 = 腹部手术史（阑尾炎术后、胃十二指肠溃疡穿孔后）+ 高热 + 呼吸受限	膈下脓肿
303	盆腔脓肿 = 腹部手术史（阑尾炎术后、胃十二指肠溃疡穿孔后）+ 高热 + 里急后重	盆腔脓肿
304	结核性腹膜炎 = 低热、盗汗 + 腹膜刺激征 + 腹壁"柔韧感"	结核性腹膜炎
305	结核性腹膜炎确诊的金标准是	腹腔镜和活检
306	结核性腹膜炎的常见并发症是	肠梗阻
307	斜疝的内口即深环位置位于	腹股沟韧带中点上方 1.5～2cm 处
308	直疝三角 = 外侧边是腹壁下动脉，内侧边是腹直肌外缘，底边是腹股沟韧带	直疝三角
309	斜疝 = 青少年或儿童 + 按住深环后肿物不再突出	斜疝
310	直疝 = 老年人 + 半球形肿物 + 按住深环后肿物再突出	直疝
311	绞窄性疝 = 腹外疝 + 血性腹腔积液或血性呕吐物	绞窄性疝
312	斜疝的精索在疝囊后方；直疝的精索在疝囊前外方	疝囊
313	易复性疝最常见的内容物是	小肠
314	难复性疝的内容物多为	大网膜
315	指腹腔的后位脏器连同被覆盖的部分腹膜自管脱出，构成部分疝囊壁的疝	滑动性疝
316	疝内容物被嵌顿过久，发生动脉性血液循环障碍，失去活力，甚至坏死	绞窄性疝
317	Richter 疝 = 嵌顿的内容物为部分肠壁	Richter 疝
318	Littre 疝 = 小肠憩室（Meckel 憩室）被嵌顿	Littre 疝
319	股疝 = 中年女性 + 腹股沟韧带下方半球形肿物	股疝
320	腹外疝中最容易发生嵌顿疝是	股疝
321	股疝如果肠管未坏死，首选的治疗方案是	Mcvay 修补术
322	股疝如果肠管已坏死，首选的治疗方案是	疝囊高位结扎术
323	1 岁以内的婴儿的腹外疝，首选治疗方式是	保守治疗
324	1～3 岁患儿及绞窄性疝，首选治疗方式是	疝囊高位结扎术
325	腹外疝的修补术中，加强前壁的修补术是	Ferguson
326	最常见的腹腔脏器损伤是	脾破裂
327	脾破裂 = 左季肋部损伤 + 休克	脾破裂

328	脾破裂患者的首选检查是	腹腔抽出不凝血
329	肝破裂 = 右侧外伤 + 出血 + 腹膜刺激征	肝破裂
330	腹部闭合性损伤中，最常见漏诊的内脏损伤	胰腺损伤
331	胰腺假性囊肿 = 胰腺损伤 + 腹部固定肿块	胰腺假性囊肿
332	肠道损伤中发病率最高的是	小肠破裂
333	导致腹膜后积气（X线发现腹膜后积气或腹膜后器官显示不清）	十二指肠的破裂
334	小肠破裂的病情表现特点是	腹膜炎出现最早，病情较轻
335	结肠破裂的病情表现特点是	腹膜炎出现最晚，病情较重
336	直肠损伤损伤在腹膜反折之上，腹膜炎的特点	出现较晚，但较严重
337	直肠损伤损伤在腹膜反折之下，引起严重的直肠周围感染，特点是	并不表现为腹膜炎

第四篇　泌尿系统

序号	题眼 / 必考点	答案
1	新鲜尿液离心沉渣镜检，红细胞 > 3/HP	镜下血尿
2	外观为洗肉水样、血样、酱油样，出血量超过 1ml/L	肉眼血尿
3	有变形红细胞	肾小球源性血尿
4	变形红细胞的检查方法是	相差显微镜 / 尿沉渣镜检
5	出现血尿的患者，首选的检查方法是	相差显微镜 / 尿沉渣镜检
6	无痛 + 全程血尿	肾肿瘤
7	终末血尿 + 膀胱刺激征	肾结核
8	疼痛 + 血尿	泌尿系结石
9	初始血尿	前尿道病变
10	终末血尿	膀胱三角区病变
11	全程血尿	膀胱、输尿管及肾脏肿瘤等
12	成人尿蛋白含量 > 150mg/d	蛋白尿
13	24 小时尿中白蛋白 > 3.5g/d	大量蛋白尿
14	24 小时尿中白蛋白排泄量为 30 ～ 300mg	微量白蛋白尿
15	功能性蛋白尿和体位性蛋白尿	生理性蛋白尿
16	选择性蛋白尿：电荷屏障受损，中分子蛋白为主，主要是白蛋白	肾小球性蛋白尿
17	非选择性蛋白尿：分子屏障受损，以大分子蛋白为主	
18	以小分子量蛋白质为主：β_2 微球蛋白为主、溶菌酶等，重吸收障碍	肾小管性蛋白尿（间质性肾炎）

19	多发性骨髓瘤轻链蛋白（本–周蛋白），及血红蛋白、肌红蛋白等异常增多，超出了肾小管的重吸收能力	溢出性蛋白尿
20	髓袢升支后段及药物刺激时，分泌黏蛋白（T-H蛋白）增多	分泌性蛋白尿
21	组织遭受破坏后可以释放胞质中各种酶及蛋白质，若分子量较小，肾小球滤液中浓度超过肾小管重吸收阈值，则可自尿中排出	组织性蛋白尿
22	透明管型尿	正常人偶见
23	红细胞管型尿	急性及急进性肾炎
24	白细胞管型尿	急性肾盂肾炎
25	颗粒管型尿	肾小球疾病及肾小管毒性损伤
26	上皮管型尿	肾小管急性炎症和坏死
27	蜡样管型尿	慢性肾衰竭
28	脂肪管型尿	微小病变肾病（脂性肾病）
29	急性肾炎的主要致病菌是	β溶血性链球菌
30	急性肾小球肾炎＝上呼吸道感染史1～3周后＋血尿＋C3补体下降	急性肾小球肾炎
31	C3补体下降，几周恢复正常	8周
32	急性肾炎确诊的金标准是	肾脏活检
33	急性肾炎的病理类型是	毛细血管内增生性肾小球肾炎（弥漫性增生性肾小球肾炎）
34	急性肾炎增生的细胞是	系膜细胞和内皮细胞
35	急性肾炎的治疗，以何种治疗为主	休息和对症治疗为主
36	急性肾炎的治疗，不适宜的药物是	糖皮质激素和细胞毒类药物
37	急进性肾小球肾炎＝血尿＋进行性少尿＋肌酐明显升高	急进性肾小球肾炎
38	急进性肾小球肾炎中，抗肾小球基底膜（GBM）阳性	Ⅰ型急进性肾炎
39	急进性肾小球肾炎中，免疫复合物型阳性	Ⅱ型急进性肾炎
40	急进性肾小球肾炎中，抗中性粒细胞胞浆抗体（ANCA）阳性	Ⅲ型急进性肾炎
41	Ⅰ型急进性肾炎，首选治疗方式是	血浆置换
42	Ⅱ型及Ⅲ型急进性肾炎	糖皮质激素
43	Goodpasture综合征，需要透析的Ⅲ型伴有急性肾衰竭	血浆置换

44	慢性肾小球肾炎 = 血尿、蛋白尿、水肿、高血压＞3月	慢性肾小球肾炎
45	慢性肾小球肾炎患者的治疗中，高血压控制目标	＜130/80mmHg
46	慢性肾小球肾炎患者的治疗中，降压药物首选	ACEI
47	慢性肾小球肾炎患者的治疗中，尿蛋白减少至	＜1g/d
48	慢性肾小球肾炎患者的治疗目的是	延缓疾病的进展
49	①尿蛋白定量超过 3.5g/d ②血浆白蛋白低于 30g/L ③水肿 ④血脂升高 其中①和②是诊断的必备条件。	肾病综合征（NS）的四个诊断标准
50	儿童最常见的原发性肾病综合征是	微小病变型肾病（脂性肾病）
51	中老年最常见的原发性肾病综合征是	膜性肾病
52	中老年最常见的继发性肾病综合征是	糖尿病肾病
53	微小病变型肾病主要的病理变化是	足突细胞减少
54	微小病变型肾病主要的治疗是	糖皮质激素
55	对糖皮质激素治疗最敏感的肾病是	微小病变肾病（脂性肾病）
56	最容易合并肾静脉血栓的肾病综合征是	膜性肾病
57	膜性肾病主要的病理变化是	GBM 有钉状突起
58	膜性肾病的治疗首选药物是	糖皮质激素 + 环磷酰胺
59	电镜下可见到"双轨征"的肾病综合征是	系膜毛细血管性肾小球肾炎
60	肾病综合征首选的药物是	糖皮质激素
61	肾病综合征患者用激素治疗的时间至少是几周	8 周
62	肾病综合征患者用激素治疗无效时，加用的免疫抑制剂是	环磷酰胺
63	肾病综合征最常见的并发症是	感染
64	肾静脉血栓形成 = 肾病综合征患者 + 突发腰痛、血尿、蛋白尿加重	肾静脉血栓形成
65	下肢静脉血栓形成 = 肾病综合征患者 + 双下肢水肿	下肢静脉血栓形成
66	肾静脉血栓形成首选检查是	肾血管 B 超
67	我国肾小球源性血尿最常见的病因是	IgA 肾病
68	IgA 肾病 = 上感后 1 周内出现血尿	IgA 肾病
69	IgA 肾病的首选检查是	肾小球穿刺活检
70	IgA 肾病的最常见病理类型是	系膜增生性肾炎
71	无症状血尿和蛋白尿（隐匿性肾炎）= 患者仅仅是检查的时候发现血尿和蛋白尿 + 无任何症状	无症状血尿和蛋白尿

72	复杂性尿感 = 伴有尿路引流不畅、结石、畸形、膀胱－输尿管反流等结构或功能的异常，或在慢性肾实质性疾病基础上发生的尿路感染	复杂性尿感
73	泌尿系感染最常见的感染途径是	上行感染
74	泌尿系感染血行感染最常见的致病菌是	金黄色葡萄球菌
75	泌尿系感染上行感染中，最常见的致病菌是	大肠埃希菌
76	急性膀胱炎 = 尿频、尿急、尿痛	急性膀胱炎
77	急性肾盂肾炎 = 尿频、尿急、尿痛 + 腰痛 + 肾区叩击痛 + 白细胞管型	急性肾盂肾炎
78	尿路感染中最有价值的检查是	清洁中段尿培养
79	尿道综合征 = 尿频、尿急、尿痛 + 反复清洁中段尿培养阴性	尿道综合征
80	清洁中段尿培养，感染为杆菌，阳性是指	$\geq 10^5$/ml 为真性菌尿
81	清洁中段尿培养，感染为球菌，阳性是指	$\geq 10^3$/ml 为真性菌尿
82	急性膀胱炎抗生素治疗的时间是	3 天疗法
83	急性肾盂肾炎抗生素治疗的时间是	14 天疗法
84	慢性肾盂肾炎 = 反复尿频、尿急、尿痛（时间 ≥ 6 个月）+IVU 提示肾盂变形	慢性肾盂肾炎
85	慢性肾盂肾炎的最有价值的影像学价值是	肾盂静脉造影（IVU）
86	慢性肾盂肾炎导致的肾脏的病理改变是	瘢痕肾
87	①妊娠期无症状性细菌尿；②学龄前儿童；③曾出现有症状感染者；④肾移植、尿路梗阻及其他尿路有复杂情况者	需要治疗的无症状细菌尿
88	急性细菌性前列腺炎 = 寒战、高热 + 尿频、尿急 + 排尿痛，会阴部坠胀痛	急性细菌性前列腺炎
89	慢性细菌性前列腺炎 = 尿频、尿急、尿痛 + 尿道口"滴白"	慢性细菌性前列腺炎
90	急性附睾炎 = 畏寒、高热 + 患侧阴囊肿胀、皮肤发红、发热、疼痛	急性附睾炎
91	肾结核 = 顽固性膀胱刺激症状或者慢性膀胱刺激征 + 抗生素治疗无效	肾结核
92	肾结核的治疗，首选的检查是	尿沉淀涂片抗酸染色找到抗酸杆菌
93	肾结核的治疗，最有意义的检查是	尿结核杆菌培养
94	肾结核最有意义的影像学检查是	静脉尿路造影（IVU）
95	肾结核患者，对侧肾正常，患侧严重破坏，首选的治疗方式是	肾切除术
96	晚期肾结核，膀胱挛缩合并对侧肾重度积水且有尿毒症，首选的治疗方式是	肾造瘘术

97	老年男性的结石主要是何种原因引起尿路梗阻有关	前列腺增生
98	尿路结石中最常见，呈棕褐色，平片易显影的是	草酸钙结石
99	尿路结石中与尿路感染梗阻有关，结石常呈鹿角形，灰白色、黄色或棕色的是	磷酸盐结石
100	鹿角形结石导致癌变	鹿角形结石的特点
101	尿路结石中纯尿酸结石不显影的是	尿酸结石
102	尿路结石中呈蜡样，淡黄至黄棕色，平片不显影的是	胱氨酸结石
103	上尿路结石 = 肾绞痛 + 血尿	上尿路结石
104	尿路结石首选的影像学检查	B 超
105	尿路结石的检查中，最有价值的检查可评价结石对肾结构和功能的影响程度	静脉排泄性尿路造影（IVU）
106	评价治疗前受损的肾功能和治疗后肾功能的恢复状况	放射性核素肾显像
107	肾结石及输尿管上段结石，结石直径 < 0.6cm，首选的治疗方式是	药物治疗
108	肾结石及输尿管上段结石，结石直径 0.6cm ~ 2.0cm，首选的治疗方式是	ESWL（体外冲击波碎石）
109	肾结石，结石直径 > 2.0cm	PCNL（经皮肾镜取石术）
110	一侧肾结石，另一侧输尿管结石时，处理原则是	先处理输尿管结石
111	肾功能极差，梗阻严重，肾积水严重时，全身情况不良，宜先行的治疗是	肾造瘘术
112	膀胱结石 = 排尿突然中断 + 改变体位后症状改善	膀胱结石
113	膀胱结石，膀胱结石 < 2 ~ 3cm 者首要的治疗方式	经尿道膀胱镜取石或碎石术
114	膀胱结石，膀胱结石 > 3cm 者首要的治疗方式是	耻骨上膀胱切开取石
115	肾癌最常见的病理类型是	透明细胞癌
116	肾癌的病理来源是	肾小管上皮细胞
117	疼痛、包块、血尿	肾癌三联征
118	肾癌首选的检查方法是	B 超
119	肾癌最有意义的方法是	增强 CT
120	对侧肾功能正常，肾癌治疗最主要的方法	根治性肾切除术
121	肾癌如果对侧肾无功能，姑息手术治疗是	肾部分切除术
122	肾盂癌最常见的病理类型是	移行上皮肿瘤
123	肾盂癌 = 无痛性全程肉眼血尿，伴有条形血块 +IVU 肾盂充盈缺损	肾盂癌

124	肾盂癌首选检查是	静脉尿路造影
125	肾盂癌首选的治疗方式是	切除患肾及全长输尿管
126	肾母细胞瘤＝儿童＋腹部包块（最主要）＋可伴有血尿	肾母细胞瘤
127	泌尿系统最常见的恶性肿瘤是	膀胱肿瘤
128	膀胱癌＝无痛性全程肉眼血尿＋血凝块	膀胱癌
129	膀胱癌首选检查是	B超
130	膀胱癌确定检查是	膀胱镜＋活检
131	膀胱癌（Ta期～T1期）	经尿道膀胱肿瘤电切术（TURBt）＋膀胱灌洗化疗
132	膀胱癌（T2期：T2a期，浅肌层；T2b期，深肌层）	经尿道膀胱部分切除或膀胱部分切除术
133	膀胱癌（T3期）	膀胱部分切除术或根治性的膀胱全切术
134	前列腺癌最常见的是	腺癌
135	前列腺癌最常侵犯的是前列腺的	外周带
136	血清前列腺特异性抗原测定（PSA）	前列腺癌筛查
137	直肠指检	前列腺癌首选检查
138	经直肠B超引导下前列腺穿刺＋活检	前列腺癌确诊
139	了解前列腺癌的分期首选检查是	盆腔CT或MRI
140	前列腺癌（T1b～T2期）	根治性前列腺切除术
141	前列腺癌（T3～T4期）	内分泌治疗为主，可行睾丸切除术＋非类固醇类抗雄激素制剂
142	睾丸肿瘤＝睾丸坠胀感＋局部触及肿物＋透光试验（－）	睾丸肿瘤
143	肾积水＝腰腹部包块＋表面光滑且有波动感＋腰痛或压痛	肾积水
144	前列腺增生的发生部位是	移行带
145	前列腺增生早期症状是	尿频
146	前列腺增生晚期症状（最重要症状）是	进行性排尿困难
147	前列腺增生首选检查是	直肠指检
148	前列腺增生最准确影像学检查是	经直肠B超
149	前列腺增生确诊检查是	B超引导下穿刺＋活检
150	前列腺增生检查有无梗阻是	尿流率
151	前列腺增生患者，α受体阻滞剂代表药物是	特拉唑嗪
152	前列腺增生患者，5α-还原酶抑制剂代表药物是	保列治
153	前列腺增生患者，最大尿流率＜10ml/s，有明显梗阻者及残尿量＞50ml的患者	经尿道前列腺电切术（TURP）

154	跟神经相关的急性尿潴留属于	动力因素
155	解除急性尿潴留最简便常用的方法是	导尿术
156	肾挫伤 = 外伤后 + 少量镜下血尿	肾挫伤
157	肾蒂损伤 = 肾蒂或肾段血管的部分或全部裂伤是最严重的损伤类型	肾蒂损伤
158	肾损伤后最有价值的检查是	增强 CT
159	骑跨伤导致的常见的尿道损伤部位是	前尿道损伤（球部）
160	骨盆骨折导致的常见的尿道损伤部位是	后尿道损伤（膜部）
161	尿道损伤最有价值的检查是	尿路造影术
162	前尿道损伤的首选治疗方式是	经会阴尿道修补术或断端吻合术
163	后尿道损伤的首选治疗方式是	排尿困难要做耻骨上膀胱造瘘，3～6 个月后再行尿道会师术
164	隐睾 = 睾丸未下降至阴囊 + 阴囊内空虚	隐睾
165	＜ 1 岁的隐睾患者	观察即可，保守治疗
166	1～2 岁的隐睾患者	绒毛膜促性腺激素（HCG）治疗，无效用睾丸下降固定术
167	＞ 2 岁的隐睾患者	睾丸切除术
168	精索静脉曲张 = 阴囊有坠胀感或隐痛 + 站立或行走时症状加重	精索静脉曲张
169	睾丸鞘膜积液 = 最常见；透光试验阳性；触不到睾丸	睾丸鞘膜积液
170	交通性鞘膜积液 = 站立位时阴囊肿大，平卧后消失	交通性鞘膜积液
171	精索鞘膜积液 = 透光试验阳性，睾丸可触及	精索鞘膜积液
172	肾前性肾衰 = 休克、大量体液丢失 + 尿量减少	肾前性肾衰
173	肾性肾衰 = 肾缺血和肾毒性物质，如氨基糖苷类抗生素（庆大霉素）、汞、中药、造影剂等 + 尿量减少	肾性肾衰
174	肾后性肾衰 = 结石、肿瘤等导致肾积水 + 尿量减少	肾后性肾衰
175	高钾、高镁、高磷	肾衰导致生化及电解质紊乱中升高的指标
176	低钠、低钙	肾衰导致生化及电解质紊乱中降低的指标
177	慢性肾脏病（CKD）= 肾损害或 GFR ＜ 60ml/（min·1.73m^2）持续 3 个月以上	慢性肾脏病（CKD）
178	慢性肾衰竭我国最主要病因是	原发性慢性肾小球肾炎

179	慢性肾衰竭国外最主要病因是	糖尿病肾病
180	导致慢性肾衰竭发作的最常见诱因是	感染
181	肌酐清除率 50～80ml/min，血肌酐＜178μmol/L	肾功能不全代偿期
182	肌酐清除率 25～50ml/min，血肌酐178～442μmol/L	肾功能不全失代偿期
183	肌酐清除率 10～25ml/min，血肌酐442～707μmol/L	肾衰竭期
184	肌酐清除率＜10ml/min，血肌酐＞707μmol/L	尿毒症期
185	CKD 分期 1 期	肾小球滤过率≥90ml/min
186	CKD 分期 2 期	肾小球滤过率60～89ml/min
187	CKD 分期 3 期	肾小球滤过率30～59ml/min
188	CKD 分期 4 期	肾小球滤过率15～29ml/min
189	CKD 分期 5 期	肾小球滤过率＜15ml/min 或透析
190	慢性肾衰最早出现的症状是	消化系统症状
191	急性肾衰竭最常见死亡原因是	高血钾
192	慢性肾衰最常见的电解质紊乱是	高血钾
193	慢性肾衰患者，肾性骨软化症（肾性佝偻病）病因	维生素 D_3 不足
194	慢性肾衰患者，甲状旁腺功能亢进致骨质钙破坏属于	纤维性骨炎
195	慢性肾衰患者，代谢性酸中毒使钙从骨中游离出来，属于	骨质疏松症
196	血肌酐≥442μmol/L；血钾≥6.5 mmol/L	血液透析

第五篇　血液系统

序号	题眼 / 必考点	答案
1	男性 Hb＜120g/L；女性 Hb＜110g/L；孕妇 Hb＜100g/L	贫血指标
2	轻度：120～90g/L；中度：60～90g/L；重度：30～60g/L；极重度：＜30g/L	贫血严重度分类
3	干细胞增生和分化异常导致的贫血是	再生障碍性贫血
4	红细胞合成原料不足（缺铁）导致的贫血是	缺铁性贫血
5	红细胞合成原料不足（缺维生素 B_{12} 和叶酸）导致的贫血是	巨幼红细胞贫血

6	红细胞膜异常，导致的贫血是	遗传球、遗传椭圆球
7	红细胞膜蛋白异常，导致的贫血是	阵发性睡眠性血红蛋白尿（PNH）
8	红细胞酶异常，导致的贫血是	蚕豆病（葡萄糖-6-磷酸酸脱氢酶）
9	珠蛋白合成异常，导致的贫血是	地中海贫血、镰状细胞贫血
10	自身免疫性溶血性贫血或同种免疫性溶血性贫血	免疫性溶血
11	蛇毒、疟疾、黑热病等导致的贫血属于	生物因素
12	大面积烧伤、血浆渗透压改变或化学因素如苯肼、亚硝酸盐类中毒导致的贫血属于	理化因素
13	造血调节因子水平异常导致贫血	EPO、TNF
14	再生障碍性贫血、急性失血性贫血属于	正细胞性贫血
15	巨幼细胞贫血属于	大细胞性贫血
16	缺铁性贫血、铁粒幼细胞贫血、慢性失血、海洋性贫血属于	小细胞低色素性贫血
17	再生障碍性贫血、急性失血性贫血属于	小细胞性贫血
18	原位溶血多见于	巨幼贫及 MDS
19	铁的吸收部位是	十二指肠和空肠的上段
20	铁的贮存有两种方式	铁蛋白和含铁血黄素
21	铁的利用和吸收形式是	亚铁离子（Fe^{2+}）
22	缺铁性贫血组织缺铁表现	异食癖；匙状甲（反甲）；吞咽困难（Plummer-Vinson综合征）
23	缺铁性贫血 = 苍白、乏力 + 异食癖；匙状甲（反甲）+ 血中铁减少 +MCV < 80fl	缺铁性贫血
24	缺铁性贫血中最敏感的指标是	血清铁蛋白
25	血清铁蛋白；血清铁；转铁蛋白饱和度；血红蛋白、红细胞	缺铁性贫血降低的指标
26	总铁结合力；红细胞游离原卟啉	缺铁性贫血升高的指标
27	缺铁性贫血的特点是"核老浆幼"	骨髓活检的特点
28	缺铁性贫血最可靠的指标是	骨髓小粒可染铁消失
29	缺铁性贫血补铁后最先升高的指标是	网织红细胞
30	缺铁性贫血补铁后，多长时间血红蛋白开始升高	2 周
31	缺铁性贫血补铁后，多长时间血红蛋白恢复正常	2 个月
32	缺铁性贫血补铁后，至少再口服铁剂多长时间	3 ～ 6 个月
33	巨幼红细胞贫血 = 苍白、乏力 +MCV > 100fl+肢体颤动、麻木	巨幼红细胞贫血

34	巨幼红细胞性贫血的特点是"老浆幼核"	骨髓活检的特点
35	巨幼红细胞性贫血的治疗首选的药物是	补充叶酸和维生素 B_{12}
36	再生障碍性贫血 = 三系细胞减少 + 胸骨无压痛 + 骨髓活检提示增生明显低下 + 巨核细胞减少	再生障碍性贫血
37	再生障碍性贫血中，骨髓中 CD 分子减少是指	$CD34^+$ 减少
38	再生障碍性贫血最有价值的检查是	骨髓活检
39	网织红细胞 $< 15 \times 10^9/L$；中性粒细胞 $< 0.5 \times 10^9/L$；血小板 $< 20 \times 10^9/L$	重型再障标准
40	中性粒细胞碱性磷酸酶积分（NAP）增高	再生障碍性贫血
41	再生障碍性贫血的首选治疗是	雄激素（司坦唑酮、康力龙）
42	再生障碍性贫血的免疫抑制治疗是	抗淋巴／胸腺细胞球蛋白（ALG/ATG）
43	再生障碍性贫血的根治性治疗是	造血干细胞移植
44	溶血性贫血的本质就是	红细胞寿命缩短
45	血管外溶血的主要发病部位是	脾脏
46	血管外溶血的主要病变表现是	贫血、黄疸、脾大
47	血管外溶血 = 贫血、黄疸、脾大 + 红蛋白尿、含铁血黄素尿（−）	血管外溶血
48	血管内溶血 = 腰背及四肢酸痛，伴头痛、呕吐，随后可有黄疸等 + 血红蛋白尿、含铁血黄素尿（+）	血管内溶血
49	贫血抗人球蛋白试验阳性（Coombs 试验）	自身免疫溶血性
50	蔗糖水试验、酸溶血试验（Ham）试验	阵发性睡眠性血红蛋白尿（PNH）
51	红细胞渗透性脆性实验	遗传性球形细胞增多症
52	高铁血红蛋白还原试验	蚕豆病
53	PNH = 苍白乏力 + 血红蛋白尿（酱油色尿）+ 酸溶血试验（Ham 试验）	阵发性睡眠性血红蛋白尿（PNH）
54	阵发性睡眠性血红蛋白尿（PNH）的 CD 分子减少	CD55、CD59 表达下降
55	温抗体型自免溶的主要免疫球蛋白是	IgG
56	冷抗体型自免溶的主要免疫球蛋白是	IgM
57	温抗体型自免溶的主要治疗是	糖皮质激素
58	冷抗体型自免溶的主要治疗是	保暖治疗
59	急性早幼粒细胞白血病	急性髓细胞白血病 M_3
60	急性粒 − 单核细胞白血病	急性髓细胞白血病 M_4
61	急性单核细胞白血病（急单）	急性髓细胞白血病 M_5
62	急性红白血病	急性髓细胞白血病 M_6
63	骨髓活检中，原始和幼稚淋巴细胞以小细胞（直径 $\leq 12\,\mu m$）为主	急性淋巴细胞白血病 L_1

64	骨髓活检中，原始和幼稚淋巴细胞以大细胞（直径 > 12μm）为主	急性淋巴细胞白血病 L_2
65	骨髓活检中，原始和幼稚淋巴细胞以大细胞为主，大小均一，胞浆内有许多空泡	急性淋巴细胞白血病 L_3（Burkitt 型）
66	急性白血病 = 贫血、出血、感染（三系细胞减少）+ 胸骨压痛阳性 + 骨髓中幼稚细胞 ≥ 20%	急性白血病
67	肝、脾和淋巴结肿大 + 胸骨压痛（+）	急淋
68	粒细胞肉瘤（绿色瘤）+ 胸骨压痛（+）	急粒
69	牙龈增生、肿胀、皮肤出现蓝灰色斑丘疹 + 胸骨压痛（+）	急单
70	最常见白血病髓外浸润部位，出现头痛、头晕等 + 胸骨压痛（+）	急淋
71	多为一侧睾丸无痛性肿大 + 胸骨压痛（+）	急淋
72	弥漫性血管内凝血（DIC）+ 胸骨压痛（+）	早幼粒（M_3）
73	过氧化物酶试验（POX 试验）	急粒
74	糖原染色（PAS 试验）	急淋
75	非特异性酯酶试验，被 NaF 抑制（NSE 试验）	急单
76	非特异性酯酶试验，不被 NaF 抑制（NSE 试验）	急粒
77	棒状小体（Auer 小体）	早幼粒（M_3）
78	急粒 = 贫血、出血、感染 + 胸骨压痛 + 过氧化物酶（POX 试验）+ 非特异性酯酶试验，不被 NaF 抑制（NSE 试验）	急性粒细胞白血病
79	早幼粒（M_3）= 贫血、出血、感染 + 胸骨压痛 + Auer 小体	急性早幼粒细胞白血病（M_3）
80	急淋 = 贫血、出血、感染 + 胸骨压痛 + 淋巴结肿大 + 糖原染色（PAS）试验	急性淋巴细胞白血病
81	急单（M_5）= 贫血、出血、感染 + 胸骨压痛 + 容易侵犯皮肤、牙齿 + 非特异性酯酶试验，被 NaF 抑制（NSE 试验）	急性单核细胞白血病
82	慢粒 = 贫血、出血、感染 + 胸骨压痛 + 脾大 + BCR/ABL 融合基因（Ph 染色体）	慢性粒细胞白血病
83	急粒（ANLL，急非淋、急髓）首选的化疗方案是	DA 方案（柔红霉素 + 阿糖胞苷）
84	急性早幼粒细胞白血病（M_3）首选的化疗方案是	全反式维甲酸（ATRA）
85	急淋（ALL）首选的化疗方案是	VP 方案、VDLP 方案
86	中枢神经系统白血病首选的化疗方案是	甲氨碟呤（MTX）
87	慢粒首选的化疗方案是	羟基脲、伊马替尼
88	左旋门冬酰胺酶不良反应是	肝毒性、胰腺炎及凝血因子和白蛋白降低

89	长春新碱不良反应是	周围末梢神经炎
90	环磷酰胺不良反应是	出血性膀胱炎
91	甲氨蝶呤不良反应是	黏膜炎
92	外周血或骨髓原始细胞＞10%，外周血嗜碱性粒细胞＞20%，不明原因的血小板显著升高或显著降低	慢粒加速期
93	①骨髓原始细胞或原淋巴细胞＋幼淋巴细胞＞20% ②外周血中原粒细胞＋早幼粒细胞＞30% ③骨髓中原粒＋早幼粒细胞＞50%	慢粒急变期
94	费城染色体（Ph 染色体）；BCR/ABL 融合基因	慢粒的染色体检查
95	染色体异常 t（9；22）（q34；q11）	慢粒的染色体检查
96	骨髓增生异常综合征（MDS）＝出血、贫血、感染＋骨髓增生活跃，骨髓中5%＜原始细胞＜20%	骨髓增生异常综合征
97	骨髓增生异常综合征最有价值的检查是	骨髓活检
98	难治性贫血伴原始细胞增多转变型（RAEB-T）会出现	Auer 小体
99	多发性骨髓瘤＝骨痛（腰骶部最多见）＋大量异常单株免疫性蛋白（M 蛋白）	多发性骨髓瘤
100	骨髓瘤细胞免疫表型为	CD38，CD56
101	I 期：血红蛋白＞100g/L；II 期：血红蛋白 85～100g/L；III 期：血红蛋白＜85g/L	多发性骨髓瘤的 Durie-Salmon 分期
102	多发性骨髓瘤首选的治疗方案是	MP 方案（美法仑和泼尼松）
103	霍奇金淋巴瘤（HL）＝无痛性进行性淋巴结肿大＋周期性发热＋R-S 细胞（镜影细胞）	霍奇金淋巴瘤
104	非霍奇金淋巴瘤（NHL）＝无痛性进行性淋巴结肿大或局部肿块	非霍奇金淋巴瘤
105	非霍奇金淋巴瘤（NHL）成熟B细胞来源淋巴瘤: ①弥漫性大B细胞淋巴瘤 ②套细胞淋巴瘤 ③Burkitt 淋巴瘤 ④边缘区淋巴瘤 ⑤滤泡性淋巴瘤	B细胞来源淋巴瘤
106	非霍奇金淋巴瘤（NHL）成熟 T/NK 细胞淋巴瘤: ①血管免疫母细胞性 T 细胞淋巴瘤 ②外周 T 细胞淋巴瘤 ③蕈样肉芽肿 ④间变性大细胞淋巴瘤等	成熟 T/NK 细胞淋巴瘤

107	①Ⅰ期：1个淋巴结或1个结外器官 ②Ⅱ期：横隔同侧两个或更多的淋巴结 ③Ⅲ期：横隔两侧均有侵犯或脾脏受累 ④Ⅳ期：肝或骨髓受累 A 无症状； B 有症状：T＞38℃，；盗汗；6个月体重减轻10%以上	淋巴瘤分期
108	淋巴瘤的确诊检查是	淋巴结活检
109	有助于淋巴瘤分期的检查是	胸腹部 CT
110	霍奇金淋巴瘤（HL）的首选治疗是	ABVD 方案 /MOPP 方案
111	非霍奇金淋巴瘤（NHL）的首选治疗是	CHOP 方案 /R-CHOP 方案
112	Felty 综合征 = 粒细胞减少（自身免疫因素所致）+ 类风湿关节炎	Felty 综合征
113	白细胞减少症，是指白细胞	$< 4.0 \times 10^9/L$
114	中性粒细胞减少症，是指中性粒细胞	$< 2.0 \times 10^9/L$
115	粒细胞缺乏症，是指粒细胞	$< 0.5 \times 10^9/L$
116	血管壁功能异常导致的出血，较为常见的疾病是	过敏性紫癜
117	血小板异常导致的出血，较为常见的疾病是	特发性血小板减少性紫癜
118	凝血异常导致的出血，较为常见的疾病是	血友病
119	跟维生素 K 相关的凝血因子是	Ⅱ、Ⅶ、Ⅸ、Ⅹ
120	甲型血友病缺乏的凝血因子是	Ⅷ因子
121	甲型血友病的凝血功能障碍是	凝血活酶生成障碍
122	甲型血友病的特点是	APTT 延长，而 PT 正常
123	反映纤溶异常的实验室检查是	①鱼精蛋白副凝（3P）实验 ② D- 二聚体 ③ FDP
124	过敏性紫癜 = 过敏物质 + 双下肢为主对称性紫癜	过敏性紫癜
125	单纯型（紫癜型）= 双下肢与臀部对称性紫癜	单纯型过敏性紫癜
126	腹型（Henoch 型）= 皮肤紫癜 + 消化道症状恶心呕吐、腹泻、便血、腹痛等	腹型过敏性紫癜
127	关节型（Schonlein 型）= 皮肤紫癜 + 关节肿胀疼痛	关节型过敏性紫癜
128	过敏性紫癜最有价值的检查是	毛细血管脆性试验（束臂试验）
129	过敏性紫癜不适合的药物是	肝素
130	ITP= 出血 + 血象检查仅仅是血小板减少 + 红细胞和白细胞正常	特发性血小板减少性紫癜（ITP）

131	①幼稚型和颗粒型的巨核细胞增加 ②成熟型和产板型的巨核细胞减少	ITP 的骨髓象特点
132	①血小板相关抗体（PAIg）阳性 ②血小板相关补体（PAC3）阳性	ITP 的首选检查
133	ITP 的首选治疗是	糖皮质激素
134	弥散性血管内凝血（DIC）最常见的病因是	细菌感染
135	最常导致 DIC 的白血病是	急性早幼粒细胞白血病（M_3 型）
136	DIC 的最有价值的检查是	3P 试验（+）；D 二聚体（+）
137	DIC 的早期高凝期首选治疗是	肝素
138	DIC 的晚期低凝期首选治疗是	新鲜冰冻血浆
139	①失血 > 1500ml：输悬浮红细胞 ② Hb < 70g/L：输悬浮红细胞	输血的指征是
140	受血者配伍实验的血必须是准备输血几天内的血	3 天内
141	血发出后，受血者和供血者的血样存于 26℃冰箱内保存几天	保存 7 天
142	外科手术内出血等急性失血需要输血者，适宜的输血成分是	浓缩红细胞
143	外科手术内出血等急性失血需要输血者，适宜的输血成分是	悬浮红细胞
144	输血后发生过敏反应（荨麻疹、过敏性休克等），适用于高钾血症、急性肝肾衰竭、自身免疫性溶血及 PNH，适宜的输血成分是	洗涤红细胞
145	多次妊娠或反复输血者，产生白细胞抗体导致发热反应，常用于需长期反复输血的患者如再障、重度海洋，适宜的输血成分是	去除白细胞的血液成分
146	血液经过 γ 射线照射灭活其中的淋巴细胞，预防移植物抗宿主病，适宜的输血成分是	辐照红细胞
147	血小板 < $20×10^9$/L（血小板过低会导致严重的颅内出血）	浓缩血小板
148	用于凝血因子障碍所致凝血功能障碍	新鲜冰冻血浆（FFP）
149	含有丰富的纤维蛋白原、因子ⅤⅢ，及血管性血友病因子	冷沉淀
150	主要用于防止近亲输入所致的移植物抗宿主病（TA-GVHD）	辐照血液成分
151	没有传播病毒性疾病的危险	人血白蛋白
152	传播病毒的风险最大	白细胞

153	急性溶血＝输血数分钟或数小时内发生溶血＋腰背痛、血红蛋白尿	急性输血相关性溶血
154	输血最严重的并发症是	急性输血相关性溶血
155	迟发型溶血＝输血数日后（7～14日）＋黄疸、网织红细胞增多等	慢性输血相关性溶血
156	最常见的早期输血并发症是	发热反应
157	输血中表现为皮肤局限性或全身性瘙痒或荨麻疹	过敏反应
158	输血速度过快、过量而引起急性心衰和肺水肿	循环超负荷
159	输血相关的急性肺损伤＝输血＋急性呼吸困难、严重双侧肺水肿	输血相关的急性肺损伤
160	移植物抗宿主病＝输血＋皮疹、肝炎、腹泻、骨髓抑制和感染等	输血相关性移植物抗宿主病

第六篇　内分泌系统

序号	题眼／必考点	答案
1	下丘脑分泌激素，与垂体分泌无关的是	血管加压素（ADH）
2	垂体分泌的，与女性停经、泌乳有关的是	泌乳素（PRL）
3	垂体分泌的，与生长和发育有关的是	生长激素（GH）
4	甲状腺滤泡细胞分泌的激素是	甲状腺激素
5	甲状腺滤泡旁细胞分泌的激素是	降钙素
6	甲状旁腺分泌的激素是	升钙素
7	肾上腺束状带分泌的激素是	糖皮质激素
8	肾上腺球状带分泌的激素是	醛固酮
9	肾上腺髓质分泌的激素是	儿茶酚胺（肾上腺素和去甲肾上腺素）
10	胰岛 α 细胞分泌的激素是	胰高血糖素
11	胰岛 β 细胞分泌的激素是	胰岛素
12	激素分泌情况，空腹或基础水平激素的测定属于	定性诊断
13	影像学检查包括 CT、MRI、B 超、蝶鞍 X 线平片等属于内分泌学的	定位诊断
14	无功能性垂体腺瘤为	α－亚单位分泌瘤
15	泌乳素瘤（PRL 瘤）＝女性＋停经＋泌乳	PRL 瘤
16	泌乳素瘤（PRL 瘤）的定位诊断是	颅脑 MRI
17	泌乳素瘤（PRL 瘤）首选的药物是	溴隐亭

18	生长激素分泌腺瘤 = 肢端肥大 + 面容变丑 + 多饮、多尿、多食等	生长激素分泌腺瘤
19	生长激素分泌腺瘤的首选检查是	胰岛素样生长因子-1（IGF-1）
20	生长激素肿瘤的定位诊断是	颅脑 MRI
21	生长激素分泌腺瘤首选的药物是	经鼻-蝶窦切除术
22	腺垂体功能减退 = 性功能减退 + 各种机体功能都低下 + 垂体分泌的激素均减少	腺垂体功能减退
23	希恩综合征（Sheehan syndrome）= 产后大出血导致休克进而垂体坏死 + 垂体功能下降	希恩综合征
24	垂体危象 = 高热型（> 40℃）、低温型（< 30℃）、低血糖型、低血压周围循环衰竭型、水中毒型、混合型，突出表现为消化系统、循环系统和神经、精神方面的症状	垂体危象
25	垂体危象抢救首要的治疗是	静脉推注 50% 葡萄糖液
26	中枢性尿崩症 = 尿频 + 大量低比重尿等	中枢性尿崩症
27	中枢性尿崩症最有价值的检查是	禁水-加压素试验
28	中枢性尿崩症首选药物的治疗是	去氨加压素（DDAVP，弥凝）
29	甲状腺功能亢进症最常见的是	弥漫性毒性甲状腺肿（Graves 病）
30	甲亢导致的心律失常是	房颤
31	甲亢导致低血钾的原因是	甲状腺激素促进钾离子向细胞内转移
32	甲状腺危象 = 多发生于较重甲亢未予治疗或治疗不充分者 + 常见诱因有感染、劳累、治疗不充分，表现为高热、大汗、心动过速、烦躁、谵妄等	甲状腺危象
33	甲亢患者表现眼内异物感、胀痛、畏光、流泪、复视、斜视、视力下降 + 眼睑肿胀及闭合不全、结膜充血水肿、角膜外露而形成角膜溃疡、眼球活动受限，严重者眼球固定，全眼炎、失明	浸润性突眼
34	Graves 病 = 中年女性 + 多食易饥、消瘦、易怒、手细颤 + 甲状腺弥漫性肿大	Graves 病
35	结节性甲亢 = 中年女性 + 多食、易饥、消瘦、易怒、手细颤 + 甲状腺局部结节性肿大	结节性甲亢
36	筛查甲亢的第一线指标，也是最敏感的指标是	TSH
37	鉴别甲亢病因、诊断 GD 的重要指标，可反映预后的指标是	TSH 受体抗体（TRAb）

38	对诊断甲状腺高功能腺瘤有意义的指标是	甲状腺放射性核素扫描
39	2 小时内超过人体总量的 25%，或 24 小时超过 50%，且吸收 ^{131}I 高峰提前可以诊断为甲亢	甲亢的碘的摄取量
40	20%～30% 为轻度甲亢，30%～60% 为中度甲亢，> 60% 为重度甲亢	甲亢的分级
41	青少年甲亢，哺乳期妇女，轻、中度甲亢首选药物治疗，药物首选	甲巯咪唑（MMI）
42	妊娠 T_1 期（1～3 月）甲亢和甲状腺危象首选药物治疗首选	丙硫氧嘧啶（PTU）
43	甲亢时，粒细胞低于多少时应停药	$1.5×10^9$/L
44	儿童、青少年；妊娠期、哺乳期妇女的甲亢，禁用	^{131}I 治疗
45	甲亢患者出现：多发结节性甲状腺肿伴甲亢，高功能腺瘤；中度以上的 Graves 病；压迫症状，胸骨后甲状腺肿；有恶变的患者，首选的治疗是	手术治疗
46	妊娠中期（妊娠 4～6 个月）首选的治疗是	手术治疗
47	妊娠晚期（妊娠 7～9 个月）首选的治疗是	甲巯咪唑
48	甲亢患者术前准备首选	抗甲状腺药 + 碘剂
49	抗甲状腺药的机制是	抑制过氧化物酶，减少 T3、T4 的合成
50	碘剂可抑制蛋白水解酶，减少甲状腺球蛋白的分解，使甲状腺变小、变硬	碘剂的术前准备主要作用
51	甲状腺大部分切除术，需要切除的甲状腺范围	切除 80%～90% 腺体和峡部
52	结扎甲状腺上动脉要紧贴上极，结扎甲状腺下动脉要远离下极	甲状腺大部分切除手术的注意要点
53	伤口内血肿形成 = 术后最严重的并发症，多发生在术后 48 小时内	伤口内血肿形成
54	喉返神经一侧受损→声音嘶哑	喉返神经一侧受损
55	喉返神经双侧受损→呼吸困难	喉返神经双侧受损
56	喉上神经外支受损→音调减低	喉上神经外支受损
57	喉上神经内支受损→呛咳	喉上神经内支受损
58	甲状旁腺功能损伤 = 多在术后 1～3 天出现，起初并有面部、唇部或手足的针刺样麻木感，严重者出现抽搐	甲状旁腺功能损伤
59	甲状腺危象 = 因过量的甲状腺激素释放所致 + 表现为高热（> 39℃）、脉快（> 120 次 / 分）及多系统并发症表现，甚至出现休克、死亡	甲状腺危象

60	甲状腺功能减退 = 畏寒、乏力、表情淡漠、反应迟钝 +T_3\\T_4 降低，TSH 升高	甲状腺功能减退
61	甲状腺功能减退的治疗是	从生理剂量开始
62	亚甲炎（De Quervain 甲状腺炎）= 上感史 + 甲状腺疼痛 + 先甲亢后甲减	De Quervain 甲状腺炎
63	亚甲炎（de Quervain 甲状腺炎）的检查特点是	分离现象 - T_3、T_4 升高，^{131}I 摄取率降低
64	单纯性甲状腺肿 = 碘缺乏 + 甲状腺肿大 +T_3、T_4、TSH 正常	单纯性甲状腺肿
65	地方性甲状腺肿主要病因是	缺碘
66	成人最常见的甲状腺癌及儿童甲状腺癌的全部是	乳头状癌
67	预后最好的甲状腺癌是	乳头状癌
68	最容易发生血行转移的甲状腺癌是	滤泡状癌
69	恶性程度最高的甲状腺癌是	未分化癌
70	具有内分泌功能的甲状腺癌是	髓样癌
71	甲状腺癌的首选检查是	甲状腺 B 超
72	甲状腺癌的确诊检查是	细针穿刺细胞学检查（FNAC）
73	甲状旁腺素（PTH）的作用是	升血钙、降血磷
74	Cushing 综合征 = 满月脸（圆脸）、水牛背、宽大紫纹 + 糖皮质激素增多	Cushing 综合征
75	Cushing 病 = 满月脸（圆脸）、水牛背、宽大紫纹 + 垂体占位	Cushing 病
76	Cushing 综合征的首选检查是（定性检查）	小剂量地塞米松抑制试验
77	Cushing 病的首选检查是（定位检查）	大剂量地塞米松抑制试验
78	库欣病首选治疗的方法是	经蝶窦切除垂体微腺瘤
79	原发性醛固酮增多症 = 高血压 + 低血钾	原发性醛固酮增多症
80	原发性醛固酮增多症定性诊断，检查可发现	醛固酮升高，肾素及血管紧张素活性降低
81	原发性醛固酮增多症的首选治疗是	螺内酯
82	原发性慢性肾上腺皮质功能减退症（Addison 病）= 全身皮肤色素加深	原发性慢性肾上腺皮质功能减退症
83	原发性慢性肾上腺皮质功能减退症首要治疗是	氢化可的松
84	嗜铬细胞瘤 = 阵发性高血压 + 间歇期血压正常	嗜铬细胞瘤
85	嗜铬细胞瘤的检查中，可发现指标升高的是	儿茶酚胺、香草扁桃酸
86	嗜铬细胞瘤的术前准备中，首选药物是	α 受体拮抗剂（酚妥拉明）
87	1 型糖尿病 = 青少年 + 三多一少（多饮多食多尿体重减轻）+ 空腹血糖 > 7.0mmol/L+ 容易并发糖尿病酮症酸中毒	1 型糖尿病

88	2型糖尿病=中老年+三多一少（多饮多食多尿体重减轻）+空腹血糖＞7.0mmol/L+较少并发糖尿病酮症酸中毒	2型糖尿病
89	随机血糖≥11.1mmol/L 或FPG≥7.0 mmol/L	糖尿病诊断标准
90	糖化血红蛋白可反映血糖的水平	近2～3个月
91	糖化血红蛋白（HbA1c）的诊断标准是	＜7%
92	糖化血浆蛋白可反映血糖的水平	近2～3周
93	C肽反映基础和葡萄糖介导的胰岛素释放功能，不受到血清中胰岛素抗体和外源性胰岛素的干扰	C肽释放试验
94	二甲双胍通过抑制肝葡萄糖输出，改善外周组织对胰岛素的敏感性，增加对葡萄糖的摄取和利用，从而降低血糖	二甲双胍的机制
95	2型糖尿病的一线用药及联合用药是	二甲双胍
96	二甲双胍最常见的副作用是	消化道反应
97	二甲双胍最严重的副作用是	乳酸性酸中毒
98	肾功能不全的糖尿病患者不宜单独使用的药物是	二甲双胍
99	2型糖尿病非肥胖患者首选的降糖药物是	格列苯脲
100	磺脲类的降糖药最常见且重要的是	低血糖反应
101	糖尿病患者，中度肾功能减退时可选用	格列喹酮
102	格列奈类主要通过刺激胰岛素的早时相分泌而降低餐后血糖，主要控制餐后高血糖	格列奈类的降糖机制
103	适用于2型糖尿病早期餐后高血糖阶段或以餐后高血糖为主的老年患者	瑞格列奈
104	延缓碳水化合物的吸收，用于降低餐后高血糖	α葡萄糖苷酶抑制剂的降糖机制
105	适合于空腹血糖正常（或不太高）而餐后血糖明显升高	阿卡波糖
106	阿卡波糖最常见的不良反应是	胃肠道反应
107	胰岛素增敏剂的主要制剂是	噻唑烷二酮类（格列酮类）
108	所有1型糖尿病；各种严重的糖尿病急性或慢性并发症；手术、妊娠和分娩	胰岛素的适应症
109	门冬胰岛素、赖脯胰岛素属于	速效胰岛素
110	低精蛋白胰岛素、中性精蛋白胰岛素属于	中效胰岛素
111	甘精胰岛素、地特胰岛素属于	长效胰岛素
112	在黎明前曾有低血糖，但症状轻微或短暂而未被发现，继而发生低血糖后的反应性高血糖	Somogyi效应
113	即夜间血糖控制良好，也无低血糖发生，仅于黎明时短时间出现高血糖，其机制可能为皮质醇等胰岛素对抗激素分泌增多所致	黎明现象

114	GLP-1 受体激动剂（肠促胰素）代表药物是	艾塞那肽、利拉鲁肽
115	DPP-IV 抑制剂（二肽基肽酶）代表药物是	西格列汀、沙格列汀
116	糖尿病酮症酸中毒 =1 型糖尿病 + 深大呼吸、呼气烂苹果味 + 血糖 16.7 ~ 33.3mmol/L+ 尿酮体 强阳性（+++ ~ ++++）	糖尿病酮症酸中毒
117	酮体是指	乙酰乙酸、丙酮和 β-羟丁酸
118	高渗性非酮症性糖尿病昏迷 =2 型糖尿病 + 深精神症状如昏迷、嗜睡等，血浆渗透压达到或超过 320mOsm/L+ 血糖 33.3 ~ 66.6mmol/L+ 尿酮体弱阳性	高渗性非酮症性糖尿病昏迷
119	糖尿病酮症酸中毒及高渗性非酮症性糖尿病昏迷的治疗原则	补液 + 小剂量胰岛素（常规人胰岛素 5 ~ 7u/L 起始，一般不超过 10u/L）
120	I 期 -- 肾小球滤过率（GFR）升高 II 期 -- 尿蛋白排泄率基本正常 III 期 -- 小动脉壁出现玻璃样变，尿蛋白排泄率持续在 20 ~ 200μg/min IV 期 -- 尿蛋白排泄率 > 200μg/min，尿蛋白总量 > 0.5g/24h V 期 -- 尿毒症	糖尿病肾病分期
121	I 期 -- 微血管瘤可有出血 II 期 -- 微血管瘤增多，出血 + 硬性渗出 III 期 -- 出现棉絮状软性渗出 IV 期 -- 新生血管形成，玻璃体积血 V 期 -- 机化物增生 VI 期 -- 继发性视网膜脱离，失明	糖尿病视网膜病变分期
122	1 型糖尿病主要死因是	糖尿病肾病
123	2 型糖尿病主要死因是	心脑血管疾病
124	Whipple 三联征 = 即胰岛素瘤，发作时血糖 < 2.8mmol/L，以及供糖后低血糖症状迅速缓解	Whipple 三联征
125	低渗性脱水（慢性失水）= 反复呕吐、长期胃肠减压 +Na⁺ < 130mmol/L	低渗性脱水
126	低渗性脱水首选的治疗是	高渗盐水
127	第 1 天的补钠量 =（142mmol/L— 实测血清钠）× 体重 ×0.6÷17÷2 + 4.5g	低渗性脱水的补液公式
128	等渗性脱水（急性失水）= 肠漏、急性肠梗阻 +Na⁺130 ~ 150mmol/L 之间	等渗性脱水

129	等渗性脱水首选的治疗药物是	平衡盐溶液
130	高渗性脱水 = 高热、大汗 + 口渴	高渗性脱水
131	高渗性脱水首选的药物治疗是	低渗盐水或 5% 葡萄糖溶液
132	长期胃肠减压、反复呕吐、应用速尿	低钾的病因
133	钾离子 < 3.5mmol/L → 碱中毒 → 四肢无力 → 反常性酸性尿	低钾的特点
134	钾离子浓度 < 0.3%	补钾的浓度
135	挤压综合征、肾功能衰竭等	高钾的病因
136	钾离子 > 5.5mmol/L → 酸中毒 → 心动过缓 → 反常性碱性尿	高钾的特点
137	血钾 > 6.5mmol/L	透析治疗

第七篇　风湿病

序号	题眼 / 必考点	答案
1	风湿性疾病是泛指影响骨、关节及其周围软组织的一组疾病	风湿病的概念
2	①自身免疫性疾病 ②病理基础为血管和结缔组织慢性炎症 ③病变常累及多个系统 ④临床个体差异大	风湿病的特点
3	系统性红斑狼疮的病变基础是	血管炎
4	类风湿关节炎的病变基础是	滑膜炎
5	强直性脊柱炎的病变基础是	附着点炎
6	骨关节炎的病变基础是	关节软骨退变
7	痛风的病变基础是	血尿酸
8	原发性干燥综合征（pSS），类风湿关节炎（RA），系统性硬化病（SSc），系统性红斑狼疮（SLE），多发性肌炎 / 皮肌炎（PM/DM）	弥漫性结缔组织病（CTD）的分类
9	系统性红斑狼疮 = 蝶形红斑或盘状红斑 + 多系统病变 + 多种抗体阳性（抗 Sm、抗 dsDNA）	系统性红斑狼疮
10	Libman-Sack 心内膜炎（属于白色血栓）多见于	系统性红斑狼疮
11	抗磷脂抗体综合征（APS）= 动脉和（或）静脉血栓形成，习惯性自发性流产，血小板减少	抗磷脂抗体综合征（APS）
12	SLE 筛查的抗体是	抗核抗体（ANA）
13	SLE 与病情活动有关及与狼疮肾损害相关的抗体是	抗双链 DNA（dsDNA）抗体

14	诊断 SLE 最有价值的抗体是	抗 Sm 抗体
15	与 SLE 的雷诺现象和肌炎相关的抗体是	抗 RNP 抗体
16	与 SLE/ 继发干燥综合征有关的抗体是	抗 SSA 抗体
17	与继发干燥综合征有关的抗体是	抗 SSB 抗体
18	与神经性狼疮有关的抗体是	抗 rRNP 抗体
19	与抗心磷脂抗体、狼疮抗凝物、抗 β₂- 糖蛋白 I 有关的抗体是	抗磷脂抗体
20	SLE 患者首选药物是	糖皮质激素
21	SLE 患者首选的免疫抑制剂是	环磷酰胺
22	SLE 患者的背景治疗和基础用药是	羟氯喹
23	妊娠期的 SLE 患者首选药物是	羟氯喹
24	类风湿性关节炎 = 全身、对称、四肢小关节肿痛 + 类风湿结节 + 晨僵＞1 小时	类风湿性关节炎
25	类风湿性关节炎最早侵犯的关节是	近端指间关节
26	类风湿性关节炎最常受累的关节是	腕关节、掌指关节、近端指间关节
27	类风湿性关节炎最有意义的检查的是	双手的 X 线检查
28	类风湿性关节炎诊断特异性最高的抗体	抗 CCP 抗体（抗环瓜氨酸肽抗体）
29	类风湿因子阳性不一定都是 RA，RA 患者也不一定都是类风湿因子阳性	类风湿性关节炎与类风湿因子的关系
30	类风湿性关节炎患者改善症状但不能缓解病情是	非甾体抗炎药如阿司匹林
31	类风湿性关节炎患者改变病情抗风湿药（DMARDs）是	甲氨蝶呤 / 来氟米特
32	强直性脊柱炎最主要病变部位是	骶髂关节
33	强直性脊柱炎 = 腰背痛（骶髂关节痛）或四肢大关节痛 +HLA-B27（+）	强直性脊柱炎
34	强直性脊柱炎最有价值的检查是	骶髂关节 CT
35	腰椎 X 线呈现"竹节样"改变为	强直性脊柱炎
36	中轴型和外周型强直性脊柱炎首选药物是	NSAIDs
37	外周型强直性脊柱炎可选用但中轴型不可选用药物是	柳氮磺吡啶
38	痛风 = 高尿酸血症 + 第一跖趾关节红肿热痛功能障碍	痛风
39	关节液或皮下痛风石抽吸物发现双折光的针形尿酸盐结晶是确诊依据	痛风的确诊检查
40	痛风患者急性期间，止痛治疗首选的药物是	非甾体消炎药（NSAIDs）
41	痛风患者，排尿酸药物是	苯溴马隆、丙磺舒
42	痛风伴有尿路结石患者，禁忌使用的药物是	苯溴马隆、丙磺舒

| 43 | 痛风患者，抑制血尿酸生成的药物是 | 别嘌醇 |
| 44 | 痛风患者，碱化尿液药物是 | 碳酸氢钠 |

第八篇　运动系统

序号	题眼 / 必考点	答案
1	肱骨髁上骨折发生的机制多是	间接暴力
2	第 2、3 跖骨和腓骨中下 1/3 处发生的机制多是	积累性劳损
3	骶骨骨折刺破直肠，耻骨骨折刺破膀胱属于	开放性骨折
4	青枝骨折、裂纹骨折属于	不完全骨折
5	青枝骨折、裂缝骨折、嵌插性骨折、横行骨折、椎体压缩性骨折均属于	稳定性骨折
6	斜行骨折、螺旋形骨折、粉碎性骨折均属于	不稳定性骨折
7	尺骨鹰嘴骨折发生的机制多是	撕脱骨折
8	最容易发生休克的骨折是	①骨盆骨折 ②股骨干骨折
9	畸形、反常活动、骨擦音、骨擦感属于	骨折专有体征
10	骨折和脱位首选的检查是	X 线
11	脊柱椎体暴裂骨折后骨折块突入椎管的情况，首选的检查是	CT 检查
12	脊髓、神经损伤首选检查是	MRI
13	膝关节韧带检查首选检查是	MRI
14	早期股骨头坏死首选检查是	MRI
15	乳腺癌、前列腺癌、肺癌等发生骨转移首选检查是	核素骨扫描
16	①复位（解剖复位和功能复位） ②固定（内固定和外固定） ③功能锻炼（康复训练）	骨折的治疗原则
17	抢救休克（抢救生命）、包扎伤口、迅速转运	急救原则
18	解剖学复位适合于关节内骨折如	胫骨平台骨折
19	①成人下肢短缩＜1cm，儿童下肢短缩＜2cm ②骨干骨折对位至少达到 1/3，干骺端骨折对位至少达到 3/4，前臂双骨折对位对线均好 ③分离移位，旋转移位 ④下肢骨折后，骨折端向前成角的可以接受，向内外成角的不能接受 ⑤前臂双骨折对位对线必须好	功能复位的标准

20	①切除创缘皮肤 1～2mm ②关节韧带和关节囊严重挫伤时，应予切除 ③游离的骨片无论大小，均应去除，与周围组织尚有联系者应予保留 ④清创时间超过伤后 6～8 小时者，不宜应用内固定	开放性骨折处理原则
21	①局部无压痛 ②无纵向叩击痛 ③局部无异常活动 ④X 线照片显示骨折线模糊，有连续性骨痂通过骨折线	骨折愈合的临床标准
22	休克、重要内脏、神经、血管损伤、脂肪栓塞综合征、骨筋膜室综合征	骨折早期的并发症
23	脂肪栓塞综合征最主要的发病部位是	肺
24	脂肪栓塞综合征 = 呼吸功能不全，发绀 + 胸部拍片提示有广泛性肺实变	脂肪栓塞综合征
25	骨筋膜室综合征最容易发生的部位是	前臂或小腿
26	下列骨折中，可以导致骨筋膜室综合征的是	肱骨髁上骨折
27	骨筋膜室综合征 = 骨折后肢体明显肿胀 + 疼痛 + 肢体末梢的感觉血运障碍	骨筋膜室综合征
28	骨筋膜室综合征首要的治疗方法是	早期切开减压
29	骨筋膜室综合征的并发症是	缺血性肌挛缩（Volkman 肌挛缩）
30	损伤性骨化最容易发生的部位是	肘关节
31	关节内骨折如胫骨平台骨折最常见的并发症是	创伤性关节炎
32	头下型股骨颈骨折，胫骨中下段 1/3 骨折最常见的并发症是	缺血性骨坏死
33	损伤致关节附近的痛性骨质疏松，也称反射性交感神经性骨营养不良称为	急性骨萎缩
34	下列不属于骨折早期并发症的是	急性骨萎缩
35	锁骨骨折 = 肩下沉 + 患者常用健侧手托住肘部 + 畸形、疼痛 +Dugas（-）	锁骨骨折
36	锁骨骨折的首要治疗是	三角巾悬吊患肢 3～6 周
37	肱骨外科颈骨折 = 肱骨大结节、小结节移行为肱骨干的交界部位骨皮质不连续	肱骨外科颈骨折
38	肱骨外科颈骨折最容易损伤的神经是	腋神经
39	肱骨外科颈骨折首要的治疗是	三角巾悬吊
40	肱骨干骨折 = 上臂肿胀、畸形 + 骨摩擦感	肱骨干骨折

41	肱骨干骨折后容易损伤的神经是	桡神经
42	肱骨干骨折合并桡神经损伤时，首要的治疗是	及时切开复位内固定
43	肱骨髁上骨折＝肱骨干与肱骨髁交界处发生的骨皮质不连续	肱骨髁上骨折
44	伸直型肱骨髁上骨折的骨折线方向多是	前下至后上
45	肱骨髁上骨折肘后三角关系的特点是	肘后三角关系正常
46	最容易出现神经和血管损伤的骨折是	肱骨髁上骨折
47	肱骨髁上骨折最容易出现的并发症是	肘内翻畸形
48	孟氏骨折（Monteggia 骨折）＝尺骨干上 1/3 骨折合并桡骨小头脱位	孟氏骨折
49	盖氏骨折（Galeazzi 骨折）＝桡骨干下 1/3 骨折合并尺骨小头脱位	盖氏骨折
50	Colles 骨折＝骨折远端向背侧及桡侧移位＋"银叉"、"枪刺样"畸形	Colles 骨折
51	Colles 骨折侧面观察为	银叉样畸形
52	Colles 骨折正面观察为	枪刺手畸形
53	Smith 骨折＝骨折远端向掌侧移位	Smith 骨折
54	Colles 骨折及 Smith 骨折首选的治疗是	手法复位，石膏或小夹板外固定
55	股骨头缺血坏死的主要原因是	旋股内侧动脉损伤
56	Pauwels 角＜ 30°，外展型骨折属于	稳定性骨折
57	Pauwels 角＞ 50°，内收骨折属于	不稳定性骨折
58	股骨颈骨折的患者大转子位于 Nelaton 线的位置是	Nelaton 线之上
59	股骨颈骨折的患者 Bryant 三角底边	缩短
60	稳定性股骨颈骨折：嵌插型骨折、不完全骨折、Pauwels 角＜ 30°，首要的治疗方式是	下肢皮牵引 6 ～ 8 周
61	不稳定性股骨颈骨折（Pauwels 角＞ 50°），完全性头下型骨折，关节间隙狭窄、破坏，股骨头坏死，及发生严重骨关节炎患者，首选的治疗方式是	人工关节置换术
62	股骨转子间骨折＝下肢屈曲、短缩、外旋畸形＋外旋角度最大达到 90°	股骨转子间骨折
63	股骨干下 1/3 骨折，远端骨折块的移位方向	远端向后方移位
64	3 岁以下的儿童股骨干骨折首选治疗为	垂直悬吊皮肤牵引
65	产伤引起的新生儿股骨干骨折首选治疗为	绷带固定于胸腹部
66	股骨干骨折＋成人合并神经血管损伤首选治疗为	手术切开

67	胫骨的中 1/3 骨折，最常见的并发症是	骨筋膜室综合征
68	胫骨的中下 1/3 骨折，最常见的并发症是	延迟愈合与不愈合
69	第 1 颈椎骨折称为	Jefferson 骨折
70	椎体水平状撕裂骨折称为	Chance 骨折
71	脊柱骨折首选治疗方式是	甘露醇和糖皮质激素→骨折块压迫脊髓后，手术解除脊髓压迫
72	骨盆骨折 = 严重创伤 + 休克 + 骨盆挤压和分离试验阳性	骨盆骨折
73	骨盆骨折并发休克时，首要的处理方式是	补液纠正休克
74	骨盆骨折最严重的并发症是	盆腔内出血
75	肩关节最容易脱位的方向是	前脱位
76	肩关节脱位 = 肩部外伤史 +Dugas 征阳性 + 方肩畸形	肩关节脱位
77	肩关节脱位首要的治疗方法是	Hippocrates 法
78	桡骨小头脱位 = ＜5 岁儿童 + "牵拉" 史 + 疼痛、活动障碍	桡骨小头脱位
79	桡骨小头脱位 X 线检查无效，故其特点是	无需进行 X 线检查
80	桡骨小头脱位的首选治疗方式是	手法复位，无需固定
81	髋关节最容易脱位的方向是	后脱位
82	髋关节后脱位 = 髋部外伤史 + 屈曲、内收、内旋畸形	髋关节后脱位
83	髋关节前脱位 = 髋部外伤史 + 屈曲、外展、外旋畸形	髋关节前脱位
84	髋关节脱位首选的治疗方法是	Allis 法
85	髋关节脱位早期并发症是	坐骨神经损伤
86	髋关节脱位晚期并发症是	股骨头坏死
87	膝关节的内、外侧副韧带的检查是	侧方应力试验
88	膝关节的前、后交叉韧带的检查是	抽屉试验
89	断肢（指）再植的保存方法是	干燥冷藏法
90	检查手部的血液供应，桡动脉与尺动脉之间的吻合情况	Allen 试验
91	尺神经损伤 = 手部外伤史 +Froment 征阳性 + 夹纸试验阳性	尺神经损伤
92	正中神经损伤 = 手部外伤史 + 猿手 + 对掌功能障碍	正中神经损伤
93	桡神经损伤 = 手部外伤史 + 垂腕	桡神经损伤
94	腓总神经损伤 = 外伤史 + 马蹄内翻足（足外翻、跖屈功能障碍）	腓总神经损伤

95	肩关节周围炎 =50 岁左右 + 肩关节活动障碍	肩关节周围炎
96	肩周炎主要临床表现是	肩部活动障碍
97	肩周炎和颈肩痛主要的区别是	上肢无放射痛
98	肩关节周围炎的主要治疗是	肩关节主动活动
99	肱骨外上髁炎（网球肘）= 外上髁压痛 +Mil-lis 征阳性	肱骨外上髁炎
100	桡骨茎突狭窄性腱鞘炎可出现	Finkelstein 征
101	肱骨外上髁炎的首要治疗是	封闭治疗
102	狭窄性腱鞘炎 = 女工人 + 手指"弹响"	狭窄性腱鞘炎
103	儿童狭窄性腱鞘炎的治疗主要是	手术治疗
104	成人狭窄性腱鞘炎的治疗主要是	制动和腱鞘内局部药物封闭
105	股骨头缺血性坏死 = 长期服用激素、饮酒 + 髋关节疼痛、活动受限	股骨头缺血性坏死
106	股骨头缺血性坏死伴有严重关节炎的患者首选	人工关节置换术
107	神经根型颈椎病 = 颈肩痛，向上肢放射 + 牵拉试验（Eaton 征）+ 压头试验（Spurling 征）阳性	神经根型颈椎病
108	椎动脉型颈椎病 = 眩晕、猝倒、头痛、视觉障碍	椎动脉型颈椎病
109	脊髓型颈椎病 = 四肢乏力，行走、持物不稳 + 病理征阳性	脊髓型颈椎病
110	颈椎病最有意义的检查是	MRI
111	脊髓型颈椎病治疗中，禁忌	按摩
112	脊髓型颈椎病的治疗中，首选治疗是	手术解除脊髓压迫
113	腰椎间盘突出症 = 腰痛 + 坐骨神经痛 + 直腿抬高试验阳性	腰椎间盘突出症
114	腰椎间盘突出症首选检查是	X 线检查
115	腰椎间盘突出症确诊（定位诊断）检查是	CT 检查
116	腰椎间盘突出症脊髓、神经损伤检查是	首选 MRI
117	腰椎管狭窄症与腰椎间盘突出症主要鉴别点是否有	间歇性跛行
118	腰椎间盘突出症首要的治疗是	卧床休息 3 周
119	腰椎间盘突出症 + 大小便功能障碍（马尾神经综合征）	髓核摘除术
120	腰椎间盘突出症 + 踝反射减弱	S_1 神经根受损（$L_5 \sim S_1$）
121	腰椎间盘突出症 + 踇背伸无力	L_5 神经根受损（$L_{4 \sim 5}$）
122	骨关节炎的好发部位是	膝关节、髋关节、手远端指间关节
123	骨关节炎最基础的病变部位是	关节软骨退变

124	骨关节炎的近端指间关节肿大称为	Bouchard 结节
125	骨关节炎的远端指间关节肿大称为	Herburnd 结节
126	骨关节炎的第 1 腕掌关节因骨质增生称为	方形手
127	骨关节炎的 X 线表现是	关节狭窄、骨质增生
128	骨关节炎 = 中老年人 + 关节肿胀畸形 + 骨摩擦音、感 +X 线关节间隙狭窄	骨关节炎
129	骨关节炎患者，首选的止痛治疗是	对乙酰氨基酚
130	骨关节炎患者，改善病情首选的药物是	氨基葡萄糖
131	骨关节炎患者严重的关节畸形，疼痛严重，首选治疗方式是	手术治疗，人工膝关节置换术
132	急性血源性骨髓炎最常见的是	金黄色葡萄球菌
133	急性血源性骨髓炎 = 儿童 + 寒战高热 + 胫骨上段和股骨下段的红肿热痛	急性血源性骨髓炎
134	早期发现急性血源性骨髓炎最有价值的方法是	局部脓肿分层穿刺
135	急性血源性骨髓炎首要的治疗是	早期、大剂量、敏感抗生素治疗
136	慢性血源性骨髓炎 = 死骨形成 + 窦道反复流脓	慢性血源性骨髓炎
137	慢性血源性骨髓炎包壳未形成时，首选的治疗方式是	钻孔引流术
138	慢性血源性骨髓炎包壳形成后，首选的治疗方式是	清除死骨，消灭死腔
139	化脓性关节炎 = 儿童 + 寒战、高热 + 关节红肿热痛	化脓性关节炎
140	全身骨关节结核中，发病率最高的是	脊柱结核
141	脊柱结核的发生率中，发病率最高的是	腰椎结核
142	脊柱结核 = 低热、盗汗、乏力 + 拾物试验阳性	脊柱结核
143	脊柱结核的典型 X 线检查为	骨质破坏和椎间隙狭窄
144	脊柱结核 X 线一般不出现的表现是	骨质增生
145	脊柱结核术前必须使用抗结核药物至少几周	2 周
146	髋关节结核 = 低热、盗汗 + "4" 字试验 + 髋关节过伸试验 +Thomas 征阳性	髋关节结核
147	髋关节结核最常出现的体征是	托马斯征（Thomas 征）
148	属于良性骨肿瘤的是	骨软骨瘤
149	属于交界性骨肿瘤的是	骨巨细胞瘤
150	属于恶性骨肿瘤的是	骨肉瘤
151	骨软骨瘤（良性肿瘤）的特点是	生长缓慢、边界清楚
152	骨巨细胞瘤（交界性骨肿瘤）的特点是	容易复发
153	骨肉瘤（恶性肿瘤）的特点是	生长迅速、边界不清、皮肤静脉曲张、骨膜反应

154	X 线表现为干骺端的疣状突起	骨软骨瘤
155	X 线表现为干骺端肥皂泡、乒乓球样改变	骨巨细胞瘤
156	X 线表现为日光射线、Codman 三角	骨肉瘤
157	X 线表现为干骺端椭圆形透亮区	骨囊肿
158	X 线表现为搏动样的干骺端椭圆形透亮区	动脉瘤样骨囊肿
159	X 线表现为葱皮样改变	尤文肉瘤
160	X 线表现为毛玻璃样改变	骨纤维增生不良
161	一般良性肿瘤如骨软骨瘤，无明显临床症状，首选治疗	无症状就观察
162	骨巨细胞瘤首要的治疗方式是	刮出＋植骨术
163	骨肉瘤首要的治疗方式是	化疗→根据情况截肢或保肢手术→化疗

第九篇　其　他

序号	题眼／必考点	答案
1	肝、脾破裂，绞窄性肠梗阻及急性阑尾炎等属于	急症手术
2	各种恶性肿瘤根除术属于	限期手术
3	良胜肿瘤切除术、胃大部切除术和甲状腺大部切除术及腹股沟疝修补术属于	择期手术
4	术前 8 ～ 12 小时禁食，4 小时禁水的目的是	窒息或吸入性肺炎
5	近期有脑卒中病史的患者，择期手术应至少推迟最好几周	6 周
6	血压＜ 160/100mmHg 时，手术前	不用降压药
7	血压＞ 180/100mmHg 时，手术前	必须使用降压药
8	患者手术耐受力最差的疾病是	急性心肌炎
9	急性心肌梗死几个月内不能手术	6 个月
10	心衰多长时间后可以手术	3 ～ 4 周
11	①服用的是短效降糖药物，在术前清晨停药即可 ②服用的是长效降糖药物，应在术前 2 ～ 3 天停药 ③手术日晨停用胰岛素 ④术前仅靠饮食控制，不必特殊处理	糖尿病术前的准备
12	糖尿病术前准备的目的是，将患者血糖稳定于	轻度升高状态（5.6 ～ 11.2mmol/L）

13	手术前服用阿司匹林的患者，需要术前停用多长时间	7天
14	血小板少于多少时，手术前建议输入血小板	$< 50 \times 10^9/L$
15	应该采取体位：15°～30°头高脚低位或斜坡卧位	头颅手术
16	应该采取体位：高半坐位卧式	颈、胸部手术
17	应该采取体位：低半坐位卧式或斜坡卧位	腹部手术
18	应该采取体位：下肢抬高15°～20°，头部躯干抬高20°～30°	休克
19	蛛网膜下腔麻醉的患者，应采取的体位是	平卧或头低卧位12小时
20	头、面、颈部手术拆线时间是	4～5天
21	下腹及会阴部手术拆线时间是	6～7天
22	上腹部、背部和臀手术拆线时间是	7～9天
23	四肢手术拆线时间是	10～12天
24	减张切口手术拆线时间是	14天
25	电刀切口手术拆线时间是	推迟1～2天
26	甲状腺大部切除术属于	清洁切口（Ⅰ类切口）
27	胃大部切除术，皮肤不容易彻底消毒的部位；6小时内的伤口经过清创缝合；新缝合的伤口再度切开者	可能污染切口（Ⅱ类切口）
28	阑尾穿孔的阑尾切除术、肠梗阻坏死肠管切除手术等	污染切口（Ⅲ类切口）
29	愈合优良，无不良反应	甲级愈合
30	愈合处有炎症反应，如红肿、硬结、血肿、积液	乙级愈合
31	切口化脓，需要做切口引流	丙级愈合
32	术后最常见的并发症是	发热
33	切口裂开多发生在术后多长时间	1周之内
34	导尿时尿量＞500ml者，应留置导尿管几天	1～2天
35	正常人推荐的能量摄入量为	20～25kcal/（kg·d）
36	择期手术的患者病人比正常人的基础代谢率增加多少	10%
37	创伤并术后禁食期间，患者机体代谢变化为	蛋白分解增加、糖异生增加，脂肪分解增加
38	评价细胞免疫功能的简易方法是	淋巴细胞计数
39	高位肠瘘、严重烧伤、严重感染、溃疡性结肠炎、坏死性胰腺炎	肠外营养的适应症
40	肠外营养的最常见并发症是	气胸
41	肠外营养的最严重并发症是	空气栓塞

42	肠外营养的患者出现高热等多是出现了	导管相关性感染
43	导管相关性感染，处理是8h热不退，应该	拔出导管
44	导管相关性感染，处理后24h后热仍不退	再应用抗生素
45	肠外营养的患者出现黄疸时，提示	脂肪肝
46	肠内营养最常见的并发症是	误吸
47	破伤风、结核病、真菌气性、坏疽等属于	特异性感染
48	疖的好发部位是	头、颈、面、背部
49	痈的好发部位是	项部、背部
50	疖和痈的致病菌都是	金黄色葡萄球菌
51	疖 = 单个毛囊的化脓性炎症 + 红、肿、痛的小硬结	疖
52	痈 = 多个毛囊的化脓性炎症 + 红、肿、痛的多个小脓点	痈
53	危险三角的疖的处理方法是	严禁挤压
54	痈的处理方法是	切口应超过病变边缘
55	唇部痈的处理方式是	不能切开
56	疖和痈容易发生的并发症是	化脓性海绵状静脉窦炎
57	急性蜂窝织炎的好发部位是	皮下、肌肉、阑尾
58	丹毒的好发部位是	下肢
59	急性蜂窝组织炎 = 局部红、肿、热、痛 + 红肿边界不清楚	急性蜂窝组织炎
60	丹毒 = 皮肤淋巴管网的急性感染 + 红肿边界清楚	丹毒
61	急性蜂窝组织炎和丹毒的致病菌都是	溶血性链球菌
62	甲沟炎 = 皮肤沿指甲两侧形成的甲沟及其周围组织的化脓性感染	甲沟炎
63	脓性指头炎 = 手指末节掌面的皮下化脓性细菌感染 + 局部红肿热痛	脓性指头炎
64	甲沟炎和脓性指头炎的致病菌都是	金黄色葡萄球菌
65	甲沟炎的治疗方式是	甲沟旁纵行切开引流
66	脓性指头炎的治疗方式是	切口远侧不超过甲沟1/2，近侧不超过指节横纹
67	掌深间隙 = 掌心正常凹陷消失、隆起、疼痛	掌深间隙
68	鱼际间隙 = 大鱼际和拇指指蹼明显肿胀，但掌心凹陷仍在	鱼际间隙
69	鱼际间隙感染，切开时注意	不可在手背部切开
70	掌深间隙、鱼际间隙感染时，切开时应注意	切口不超过远端掌横纹
71	脓毒症 = 病原菌 + 体温、循环、呼吸、神志有明显改变	脓毒症

72	脓毒症的血培养抽取时机是	寒战、高热时
73	脓液为淡红色、稀薄状，诊断多为	溶血性链球菌
74	脓液为黄色、不臭，诊断多为	金黄色葡萄球菌
75	脓液为恶臭，诊断多为	类杆菌，拟杆菌
76	脓液为甜腥臭味，诊断多为	绿脓杆菌
77	破伤风=铁锈钉子扎伤+咀嚼肌等强烈痉挛	破伤风
78	破伤风杆菌属革兰染色什么性质的细菌	阳性
79	破伤风首先累及的肌肉是	咀嚼肌
80	破伤风首先导致最严重的病变是	呼吸肌无力
81	破伤风首选被动免疫后，首选的治疗是	人破伤风抗毒素（3000～6000U），只用一次
82	气性坏疽=伤肢肿胀进行性加重+恶臭+皮下气肿+皮肤出现大理石花纹	气性坏疽
83	气性坏疽表现为	伤肢恶臭+皮下气肿
84	气性坏疽最关键的治疗是	彻底清创
85	气性坏疽首选的抗生素是	青霉素（1000万单位以上）
86	火器伤清创争取在伤后6～8小时内进行但一般不作	一期缝合
87	3、3、3；5、6、7；5、7、13、21；13、13、1	烧伤面积计算
88	烧伤深度为生发层，真皮乳头层；特点水疱；感觉过敏	浅Ⅱ度
89	烧伤深度为真皮层；特点红白相间；疼痛迟钝	深Ⅱ度
90	烧伤深度为全层；特点焦痂；痛觉消失	Ⅲ度
91	Ⅱ度烧伤＜10%	轻度烧伤
92	Ⅱ度烧伤＜30%；Ⅲ度烧伤＜10%	中度烧伤
93	烧伤总面积＜31%～50%；Ⅲ度烧伤＜20%	重度烧伤
94	烧伤总面积＞50%；Ⅲ度烧伤＞20%	特重度烧伤
95	浅Ⅱ度烧伤，对于水疱的处理是	水疱皮要保留
96	深Ⅱ度烧伤，对于水疱的处理是	水疱要去掉
97	Ⅲ度烧伤，处理是	去除坏死物质
98	丢失量=体重×烧伤面积（Ⅱ度、Ⅲ度）×固定系数（1.5）	丢失量
99	5%葡萄糖溶液2000ml	生理需要量
100	总液体量=丢失量+生理需要量	第1天补液量（前8小时补一半液体）
101	电伤有入口和出口，通常伤口较重的是	入口较重
102	电伤主要的损伤部位是	心脏
103	乳房的血性溢液，最常见的是	导管内癌
104	用于乳腺癌的筛查	钼靶X线摄影

105	可显示乳房肿瘤周围的血运情况的检查是	超声检查
106	可详细显示乳房肿瘤的部位、大小的检查是	磁共振成像
107	确诊乳房肿瘤的金标准的检查是	活组织病理学检查
108	急性乳腺炎 = 产后哺乳期妇女 + 乳房局部红肿热痛	急性乳腺炎
109	急性乳腺炎最常见的致病菌是	金黄色葡萄球菌
110	急性乳腺炎发病时候，首要的处理是	一般不停止哺乳
111	急性乳腺炎最常用切口是	放射状切口
112	急性乳腺炎时乳晕下脓肿，最常用切口是	沿乳晕边缘做弧形切口
113	急性乳腺炎时深部脓肿或乳房后脓肿，最常用切口是	沿乳房下缘做弧形切口，经乳房后间隙引流
114	急性乳腺炎脓肿较大者，最常用切口是	脓腔最低部位可对口引流
115	乳腺囊性增生 = 一侧或双侧乳房胀痛和肿块 + 周期性疼痛	乳腺囊性增生
116	乳房纤维腺瘤 =20 ～ 25 岁 + 乳房单发的肿瘤	乳房纤维腺瘤
117	早期的乳腺癌为	导管内癌
118	最常见的乳腺癌是	浸润性导管癌
119	乳腺癌 = 中老年女性 + 乳房外上象限 + 单发的小肿块 + 无痛	乳腺癌
120	①乳头 Paget 病伴导管浸润癌　②髓样癌　③小管癌　④粘液癌	乳腺癌的特殊类型癌
121	乳腺癌累及 Cooper 韧带可出现	酒窝征
122	乳腺癌导致皮下淋巴管被癌细胞阻塞可出现	橘皮征
123	炎性乳癌 = 皮肤发红、水肿、增厚、粗糙，表面温度升高 + 抗生素无效	炎性乳癌
124	恶性程度最高的乳腺癌是	炎性乳癌
125	炎性乳癌的治疗方式是	先行全身化疗或放疗
126	①肿瘤大小：$T_1 \leqslant 2cm$，$2cm < T_2 \leqslant 5cm$，$T_3 > 5cm$，T_4 不论直径，或周围皮肤有破坏、炎性乳癌②淋巴结转移：N_0 无淋巴结转移，N_1 1 个或数个肿大孤立的淋巴结，N_2 融合的淋巴结，N_3 胸骨旁淋巴结③远处转移：M_0 无远处转移，M_1 远处转移	乳腺癌分期
127	Halsted 乳腺癌根治术 = 整个乳房，胸大、小肌，腋窝 Ⅰ、Ⅱ、Ⅲ组淋巴结的整块切除	Halsted 乳腺癌根治术
128	乳腺癌扩大根治术 = 在根治术的基础上同时清除胸廓内动、静脉及其周围的淋巴结（即胸骨旁淋巴结）	扩大根治术

129	保留胸大肌，切除胸小肌；保留胸大、小肌，适合于Ⅰ、Ⅱ期乳腺癌应用根治术及改良根治术的生存率无明显差异	改良根治术
130	保留乳房的乳腺癌切除术＝适合于Ⅰ、Ⅱ期乳腺癌的患者，且乳房有适当体积，术后能保持外观效果者；原发病灶切除范围包括肿瘤、肿瘤周围1～2cm的组织	保留乳房的乳腺癌切除术
131	术后必须辅以放、化疗的手术方式是	保留乳房的乳腺癌切除术
132	手术必须切除整个乳房包括腋尾部及胸大肌筋膜，该术式适于原位癌、微小癌及年老体弱不宜行根治术者	全乳房切除术
133	乳腺癌激素受体（ER、PR）阳性，首选药物是	他莫昔芬（三苯氧胺）
134	乳腺癌Her-2受体阳性，首选药物是	曲妥珠单抗
135	乳腺癌的CAF方案是	环磷酰胺、多柔比星、氟尿嘧啶
136	皮肤黏膜樱桃红色多见于	一氧化碳中毒
137	阿托品中毒多见于	瞳孔扩大
138	有机磷杀虫药、吗啡、氯丙嗪中毒多见于	瞳孔缩小
139	氰化物中毒多见于	苦杏仁味
140	有机磷农药中毒多见于	蒜味
141	铅、锰中毒最有效的解毒剂是	依地酸二钠钙
142	阿片类麻醉药中毒最有效的解毒剂是	纳洛酮
143	氰化物中毒最有效的解毒剂是	亚硝酸盐－硫代硫酸钠
144	硝酸盐中毒最有效的解毒剂是	亚甲蓝（美蓝）
145	老鼠药中毒最有效的解毒剂是	氯乙酰胺
146	苯二氮䓬类（如安定）中毒最有效的解毒剂是	氟马西尼
147	乙二醇、甲醇中毒最有效的解毒剂是	甲吡唑
148	铁最有效的解毒剂是	去铁胺
149	有机磷毒物＝针尖样瞳孔＋口有"大蒜臭味"＋农药服用病史	有机磷毒物
150	有机磷毒物主要病因是抑制	乙酰胆碱酯酶的活性
151	①平滑肌痉挛：腹痛、腹泻 ②腺体分泌增多：流涎、流泪、肺湿啰音 ③部分交感神经腺体分泌增多引起瞳孔缩小	毒蕈碱样症状（M症状）
152	有机磷毒物后，出现肌束震颤	烟碱样症状（N症状）
153	迟发性多发神经病＝急性重度或中度有机磷中毒患者症状消失＋2～3周出现迟发性神经病	迟发性多发神经病
154	中间型综合征＝多发生于重度有机磷中毒后1～4天＋神经症状	中间型综合征

155	有机磷农药中毒最有价值的检查是	胆碱酯酶活力
156	①轻度：胆碱酯酶活力＞50% ②中度：胆碱酯酶活力30%～50% ③重度：胆碱酯酶活力＜30%	有机磷农药中毒分型
157	CO中毒＝小煤炉＋口唇呈樱桃红色	CO中毒
158	急性CO中毒迟发性脑病（神经精神后症症）＝急性一氧化碳中毒患者在意识障碍恢复后，经过2～60天的假愈期后出现神经症状	急性CO中毒迟发性脑病
159	CO中毒最有价值的检查是	血COHb测定
160	①轻度：COHb浓度10%～20% ②中度：COHb浓度30%～40% ③重度：COHb浓度40%～60%	COHb浓度的测定
161	CO中毒首要治疗是	迅速将患者转移到空气新鲜的地方
162	CO中毒最有效治疗是	高压氧舱治疗
163	苯二氮䓬类中毒的作用机制是	边缘系统的 γ－氨基丁酸（GABA）受体
164	昏迷、呼吸抑制和瞳孔缩小	阿片类中毒"三联征"
165	热痉挛＝剧烈运动＋大量出汗＋引用低张性液体＋头痛、肢体及腹肌痉挛	热痉挛
166	热衰竭＝老人、儿童、慢性病患者＋严重热应激后＋体液丢失过多导致循环容量不足所致	热衰竭
167	热射病＝高热＋神志障碍	热射病
168	热射病最早受累的器官是	脑
169	中暑最主要的治疗是	降温

第十篇　传染病

序号	题眼／必考点	答案
1	鼠疫、霍乱	甲类传染病
2	乙肝、SARS、禽流感、艾滋病、病毒性肝炎、脊髓灰质炎、人感染高致病性禽流感、麻疹、流行性出血热、百日咳、白喉、新生儿破伤风、猩红热、疟疾、钩体病等	乙类传染病
3	风疹、流感、手足口病、麻风病、流行性腮腺炎、黑热病等	丙类传染病
4	传播途径：空气、飞沫、尘埃	SARS、流感等

5	传播途径：水、食物	霍乱、痢疾、甲肝、戊肝
6	传播途径：蚊虫叮咬	乙脑、疟疾
7	传播途径：输血	乙肝、艾滋病
8	传播途径：母婴垂直传播	乙肝、艾滋病
9	传播途径：直接接触	炭疽、螺旋体
10	疾病治愈	病原体被清除
11	临床上最常见，无症状，有反应	隐性感染
12	临床上最少见，有症状，很少见	显性感染
13	能排出病原体，传给别人	病原携带状态
14	不能排除病原体，传给自己，如单纯疱疹、带状疱疹、疟疾、结核等	潜伏性感染
15	甲类传染病的上报时间为	2小时
16	鼠疫、霍乱、SARS患者采取	严密隔离
17	伤寒、痢疾、甲肝、戊肝患者采取	消化道隔离
18	乙肝、丙肝、AIDS、钩体病患者采取	血液隔离
19	破伤风、炭疽、梅毒、淋病患者采取	接触隔离
20	乙脑、疟疾患者采取	昆虫隔离
21	长期应用大量免疫抑制剂、严重烧伤、早产婴儿和器官移植患者采取	保护性隔离
22	主要是DNA病毒的是	乙肝病毒（HBV）
23	甲型肝炎＝不洁饮餐史＋黄疸＋抗HAV-IgM（＋）	急性甲肝
24	①既往感染甲肝＝不洁饮餐史＋黄疸＋抗HAV-IgG（＋） ②既往感染甲肝＝抗HAV-IgG（＋）＋抗HAV-IgM（＋）	既往感染过甲肝
25	乙肝大三阳＝HBsAg（＋）、HBeAg（＋）、抗-HBcAg（＋）	乙肝大三阳
26	乙肝小三阳＝HBsAg（＋）、抗-HBe（＋）、抗-HBcAg（＋）	乙肝小三阳
27	HBsAg（＋）	乙肝病毒携带者
28	无法检测的乙肝的标记物是	HBcAg
29	保护性抗体，防护乙肝的是	抗-HBs
30	乙肝病毒复制强和传染强的标志是	HBeAg
31	急性黄疸型肝炎＝低热、黄疸＋病程＜2周＋转氨酶升高	急性黄疸型肝炎
32	重型肝炎＝极度乏力＋嗜睡、昏迷＋凝血酶原时间显著延长＋凝血酶原活动度（PTA）＜40%	重型肝炎
33	慢性重型肝炎＝慢性发病（＞半年）+PTA＜40%或进行性黄疸加重	慢性重型肝炎
34	乙肝患者，HBV DNA≥10^5copies/ml需要	抗病毒治疗

35	乙肝患者，HBV DNA ≥ 10^5copies/ml，抗病毒治疗首选	核苷类似物：恩替卡韦
36	肾综合征出血热疾病的病原体是	汉坦病毒
37	肾综合征出血热疾病的传染源是	老鼠
38	肾综合征出血热 = 发热 + 出血点 + 尿蛋白 + 异型淋巴细胞	肾综合征出血热
39	肾综合征出血热出现典型头痛、腰痛、眼眶痛；颜面、颈及上胸部皮肤部明显充血潮红	三痛、三红
40	肾综合征出血热最有意义的检查是	特异性 IgM 抗体（+）
41	肾综合征出血热最有意义的治疗是	快速补充血容量
42	钩端螺旋体病的病原体中，雨水多的是哪群	波摩那群
43	钩端螺旋体病的病原体中，稻田多的是哪群	黄疸出血型
44	肺出血型、肾功能衰竭型、脑膜脑炎型、流感伤寒型、黄疸出血型	钩体病的分型
45	反应性脑膜炎、后发热、闭塞性脑动脉炎、眼后发症	钩体病的并发症
46	钩体病 = 发热 + 出血 + 尿蛋白（+）+ 腓肠肌压痛	钩体病
47	钩端螺旋体病的最有意义检查是	①显微镜凝集试验 ②钩体特异 IgM（+）
48	钩端螺旋体病首选的药物是	青霉素
49	流行性乙型脑炎的病原体是	乙脑病毒
50	流行性乙型脑炎的传播途径是	蚊虫即三带喙库蚊
51	流行性乙型脑炎的传染源是	猪
52	神经细胞坏死、胶质细胞增生、软化灶、血管套	乙脑的病理变化
53	乙脑病变最重的部位是	大脑
54	乙脑 = 夏季发病 + 蚊虫叮咬 + 发热 + 头痛、昏迷及偏瘫等	乙脑
55	初期、极期、恢复期、后遗症期	乙脑的分期
56	乙脑的诊断最有价值的检查是	IgM 抗体
57	白细胞升高、中性粒细胞升高的病毒性感染是	乙脑病毒
58	流行性脑脊髓膜炎的主要致病菌是	脑膜炎双球菌（G）
59	蛛网膜下腔出血有大量的脓性分泌物	流脑的病理变化
60	流行性脑脊髓膜炎 = 发热 + 皮肤瘀点瘀斑 + 头痛、昏迷 + 脑膜刺激征（+）	流行性脑脊髓膜炎
61	前驱期、败血症期、脑膜炎期、恢复期	流脑的分期
62	流行性脑脊髓膜炎败血症期的典型表现是	皮肤或黏膜瘀点或瘀斑
63	流行性脑脊髓膜炎简单易行，早期诊断的重要方法是	瘀点涂片

64	流行性脑脊髓膜炎**确诊方法**是	脑脊液检查
65	流行性脑脊髓膜炎**首选药物**是	青霉素
66	伤寒的**传播途径**是	水、食物、苍蝇及蟑螂
67	伤寒的**本质**是	单核－巨噬细胞系统的增生性反应
68	伤寒的主要**发病部位**是	回肠下段
69	**伤寒**的溃疡病变特点是	"平行"于肠子的长轴
70	**结核**的溃疡病变特点是	"垂直"于肠子的长轴
71	**痢疾**的溃疡病变特点是	"地图状"改变
72	**肠阿米巴**的溃疡病变特点是	"烧瓶样"改变
73	**肠癌**的溃疡病变特点是	"火山口"改变
74	伤寒＝**发热**＋**表情淡漠**＋**相对缓脉**＋**玫瑰疹（胸前出血点）**＋**肝脾大**＋**白细胞减少**	伤寒
75	伤寒的**确诊**试验是	血培养
76	伤寒的**特征性**试验是	肥达实验
77	伤寒的**首选**抗生素是	喹诺酮类抗生素
78	伤寒**最常见**的并发症是	肠出血
79	伤寒**最严重**的并发症是	肠穿孔
80	**我国**细菌性痢疾最常见的发病群是	B群（福氏菌群）
81	**国外**细菌性痢疾最常见的发病群是	D群（宋内菌群）
82	细菌性痢疾**好发部位**是	乙状结肠和直肠
83	急性细菌性痢疾＝**不洁饮餐史**＋**粘液脓血便**＋**里急后重**	急性细菌性痢疾
84	中毒性菌痢＝**2～7岁小男孩**＋**夏季来诊**＋**昏迷**＋**四肢湿冷**	中毒性菌痢
85	慢性菌痢＝患者症状可反复发作或迁延不愈≥**2个月**	**慢性**菌痢
86	急性细菌性痢疾**首选**检查是	便中找痢疾杆菌
87	急性细菌性痢疾**首选**抗生素是	喹诺酮类
88	**孕妇、儿童**的急性细菌性痢疾首选抗生素是	三代头孢
89	霍乱的**传染源**是	患者及带菌者
90	霍乱的**传播途径**是	水、食物
91	霍乱的**致病力**是	霍乱毒素
92	霍乱＝剧烈呕吐、腹泻＋**水样便、稀水样便**＋腓肠肌**痉挛**	霍乱
93	先剧烈腹泻，再呕吐	霍乱的表现
94	粪便涂片染色、动力试验或制动试验、增菌后分离培养等	霍乱弧菌检测
95	霍乱**首选**治疗是	早期迅速补液
96	疟疾的**传播途径**是	中华按蚊

97	疟疾主要侵犯的细胞是	红细胞
98	疟疾 = 去过南方（中华按蚊）+ 周期性的寒战、高热、大汗、恢复期	疟疾
99	疟疾初发停止后，患者若无再感染，仅由于体内残存的少量红细胞内期疟原虫在一定条件下重新大量繁殖，经数周到数月又引起疟疾发作，称为疟疾的再燃	再燃
100	疟疾复发指疟疾初发患者的红内期疟原虫已被消灭，未经虫媒传染，经数周至年余，又出现疟疾发作	复发
101	疟疾最有价值、最有意义的检查是	血涂片找疟原虫
102	疟疾的最常用和最有效的药物是	氯喹
103	控制疟疾复发的药物是	伯氨喹
104	用于预防疟疾的药物是	乙胺嘧啶
105	同时杀死细胞内外疟原虫的药物是	青蒿素
106	日本血吸虫病最主要的侵犯部位是	肝脏和肠壁
107	日本血吸虫病最主要的病变阶段是	虫卵
108	日本血吸虫病主要的传染源是	患者和保虫宿主
109	日本血吸虫病唯一中间宿主是	钉螺
110	①急性血吸虫病 ②慢性血吸虫病 ③异位血吸虫病 ④晚期血吸虫病：侏儒型、巨脾型（最常见）、腹水型、结肠肉芽肿型	血吸虫病分型
111	粪便检查、皮内试验、环卵沉淀试验、间接血凝试验、酶联免疫吸附试验、循环抗原酶免疫法、直肠粘膜活检	血吸虫病的检查方法
112	血吸虫病的检查方法中，不包括	血培养
113	日本血吸虫病首选药物是	吡喹酮
114	猪带绦虫的唯一终宿主，又是其中间宿主是	人
115	囊尾蚴病最常见的病理类型是	脑
116	囊尾蚴病 = 头痛、视物模糊 + 大便节片状物	囊尾蚴病
117	囊尾蚴病一般发病部位的首选药物是	阿苯达唑
118	脑室活瓣和眼睛的囊尾蚴首选的治疗方法是	手术治疗
119	艾滋病的致病病原体是	HIV（RNA 病毒）
120	艾滋病主要破坏人体的	$CD4^+T$ 淋巴细胞
121	HIV 主要和人体细胞结合的部位是	gp120
122	艾滋病的传播途径是	血液传播、垂直传播、性传播
123	艾滋病（AIDS）= 机会感染 + 吸毒史（输血史）+ 抗 HIV 抗体阳性	艾滋病
124	艾滋病机会性感染最常见的是	卡氏肺孢子虫病

125	艾滋病最常见的**恶性**肿瘤是	Kaposi 肉瘤
126	艾滋病**首选**的药物治疗是	核苷类逆转录酶抑制剂齐多夫定（AZT）
127	淋病的致病菌为淋病奈瑟菌，其**特点**是	革兰染色**阴性**的**球菌**
128	淋病为一种性病，其**本质**是	**化脓性**炎症
129	淋病 = **不洁性交史** + **尿道有脓性分泌物**	**淋病**
130	确诊淋病**最有价值**的方法是	尿道分泌物的培养
131	淋病的治疗中**最有效**的药物是	三代头孢（头孢曲松钠）
132	梅毒主要的致病**病**原体是	**梅毒螺旋体**（苍**白**密螺旋体）
133	梅毒的**传播**方式是	性传播为主
134	①1 期梅毒：**硬下疳**（单发、无痛性结节） ②2 期梅毒：梅毒**疹**（出现皮疹） ③3 期梅毒：树**胶**样肿	梅毒的**分期**
135	梅毒=**不洁性交史**+**硬下疳**+**特异性 IgM 抗体(+)**	梅毒
136	梅毒**首选**药物是	**青霉素**
137	**衣原体**感染 = 尿道刺激症状 + 沙眼衣原体抗原阳性	衣原体感染
138	生殖道沙眼**衣**原体感染的治疗中**首选**	**红霉素**
139	**巨细胞病毒**感染 = 发热、淋巴结肿大 + 神经肌肉受损	巨细胞病毒感染
140	巨细胞病毒感染的治疗**首选**	一经确诊立即终止妊娠
141	尖锐湿疣的主要**致病菌**是	人乳头瘤病毒（HPV）
142	尖锐湿疣 = 不洁性交史 + 大阴唇或小阴唇的**疣状突起物** + **挖空细胞**	尖锐湿疣
143	尖锐湿疣**最有价值**的检查是	赘生物组织活检
144	生殖器尖锐湿，**不适宜**的治疗是	红霉素

第十一篇　妇产科

序号	题眼 / 必考点	答案
1	耻骨联合前方的皮肤隆起，阴毛呈倒三角形	阴阜
2	性反应器官	阴蒂
3	两股内侧一对纵行隆起的**皮肤**皱襞，外伤后易形成**血肿**	大阴唇
4	两侧**大阴唇**内侧一对薄**皮肤**皱襞，富含**神经**末梢	小阴唇
5	位于大阴唇后部被球**海**绵体肌覆盖	前庭**大**腺
6	菱形区域，前为阴蒂，后为阴唇系带，两侧为小阴唇，有**前庭大腺**开口	阴道前庭

7	阴道内含有什么细菌，维持酸性环境	乳杆菌
8	阴道穹的四个穹隆中，后穹隆最深，卧位时是人体最低点，常用的治疗措施是	穿刺
9	宫体与宫颈之间形成最狭窄的部分称	子宫峡部
10	①既不属于宫体也不属于宫颈 ②非妊娠时长约1cm ③妊娠期子宫下段逐渐拉长，妊娠末期达7～10cm，形成子宫下段，成为软产道的一部分	子宫峡部的特点
11	子宫峡部有上、下两个口，上口窄，为解剖学内口；下口宽，为组织学内口	两口特点
12	宫颈外口是柱状上皮和鳞状上皮的交界处	子宫颈癌的好发部位
13	女童为1：2，成年妇女为2：1,老年妇女为1：1	宫体与宫颈的比例
14	起源于两侧子宫角，向前、下终止于大阴唇的前端，维持子宫前倾位置	圆韧带
15	宫体两侧和骨盆侧壁之间，维持子宫左右固定	阔韧带
16	宫颈两侧和骨盆侧壁之间，防止子宫下垂	主韧带
17	起自子宫颈阴道上部后面，止于骶骨前面，维持子宫前倾位置	宫骶韧带
18	输卵管中，有"拾卵"作用	伞部
19	输卵管中，受精最常见部位，也是异位妊娠的最常见部位	壶腹部
20	输卵管中最狭窄部分是	间质部
21	卵巢表面无腹膜，外面由表面上皮覆盖，内有一层致密纤维组织，称为	卵巢白膜
22	连接于骨盆壁，卵巢的神经、动脉、静脉、淋巴管走行于韧带中的韧带，称为	骨盆漏斗韧带
23	双侧附件切除时，不用切断固有韧带	卵巢固有韧带
24	卵巢动脉起自	腹主动脉
25	子宫动脉、阴道动脉和阴部内动脉起自	髂内动脉
26	会阴浅筋膜及球海绵体肌、坐骨海绵体肌、会阴浅横肌、肛门外括约肌	骨盆底肌肉外层
27	两层筋膜及其间的会阴深横肌和尿道括约肌	骨盆底肌肉中层
28	肛提肌、耻尾肌、髂尾肌和坐尾肌	骨盆底肌肉内层
29	女性第二性征的最初特征，女性青春期发动的标志是	乳房发育
30	青春期的重要标志，通常出现于乳房发育2年后是	月经初潮
31	整个女性的月经周期中，有2个高峰，对垂体是正反馈	雌激素

32	整个女性的月经周期中，有 1 个高峰的是	孕激素
33	①整个女性的月经周期中，排卵前一天骤升；排卵后一天骤降的激素是 ②导致排卵直接因素是	黄体生成素
34	促进卵泡的生长和发育的激素是	卵泡雌激素
35	排卵多发生在下次月经来潮的	前 14 天左右
36	能让体温升高 0.3～0.5℃	孕激素
37	促进水钠潴留的激素是	雌激素
38	促进水钠排泄的激素是	孕激素
39	出现"糖原"小泡	月经早期 15～19 天
40	宫颈粘液镜下见羊齿植物叶状结晶，主要是由于	雌激素
41	宫颈粘液镜下见椭圆体，主要是由于	孕激素
42	受精结合的部位在输卵管的壶腹部	受精卵形成
43	着发生在受精后第 6～7 天	着床
44	羊膜、叶状绒毛膜和底蜕膜	胎盘的组成
45	妊娠 10 周后，胎盘取代妊娠黄体，分泌孕激素	妊娠多少周后，胎盘取代孕激素
46	脐带有 1 条脐静脉，有 2 条脐动脉	脐带的内容物
47	早期羊水来自	母体血清
48	中期以后主要来自	胎儿尿液
49	妊娠 38 周为羊水最大量，约	1000ml
50	妊娠 40 周羊水量逐渐减少，约	800ml
51	娠后期增长最快的是	宫体
52	妊娠期，雌激素主要是	胎儿 - 胎盘单位合成
53	妊娠期，孕激素主要是	胎盘滋养细胞分泌
54	妊娠期阴道黏膜变软，水肿、充血，呈紫蓝色，称为	chadwick 征
55	妊娠期乳头增大、变黑，更易勃起，乳晕色深，外围的皮脂腺肥大，形成散在的结节状隆起，称	蒙氏结节 （Montgomery 结节）
56	妊娠后期因膈肌升高，心脏移位的方向是	左、上、前方移位
57	心脏容量至妊娠末期约增加是	10%
58	心率于妊娠晚期休息时每分钟增加	10～15 次
59	心排出量自妊娠 10 周开始逐渐增加，至妊娠多少周达到高峰	32～34 周
60	临产后在第几产程心排出量显著增加	第二产程
61	妊娠最早的症状，但不是妊娠特有的症状	停经
62	停经 6 周左右出现头晕、恶心呕吐等表现，多在停经 12 周后自行消失	早孕反应

63	停经 6～8 周双合诊检查子宫峡部极软，感觉宫颈与宫体之间似不相连，称为	黑加征（Hegar 征）
64	妊娠最有意义的检查	B 超检查
65	宫底的高度位于耻骨联合上方 2～3 指，妊娠周数为	妊娠 12 周末
66	妊娠后最早可以触摸到宫底高度的时间是	妊娠 12 周末
67	妊娠几周用听诊器经孕妇腹壁能听到胎儿心音，每分钟 110～160 次 / 分	妊娠 20 周
68	子宫杂音和腹主动脉杂音：孕妇脉搏数一致，此为	母体的杂音
69	脐带杂音与胎心率一致，此为	胎儿的杂音
70	胎儿先露部的指示点与母体骨盆的关系称	胎方位
71	胎体纵轴与母体纵轴的关系称	胎产式
72	最先进入骨盆入口的胎儿部分称	胎先露
73	从妊娠满 28 周（即胎儿体重 ≥ 1000g 或身长 ≥ 35cm）至产后 1 周	围生期
74	妊娠几周开始每 4 周检查 1 次	妊娠 20～36 周
75	妊娠几周以后每周检查 1 次即于妊娠 20、28、32、36、37、38、39、40 周进行产前检查，共 9～11 次	妊娠 37 周
76	按末次月经第 1 日算起，月份减 3 或加 9，日数加 7	预产期
77	髂棘间径，正常值是	23～26cm
78	髂嵴间径，正常值是	25～28cm
79	骶耻外径，正常值是	18～20cm
80	对角径，正常值是	12.5～13cm
81	坐骨棘间径，正常值是	10cm
82	早期减速：胎心率减速与宫缩同时发生，持续时间短，恢复快	胎头受压
83	变异减速：胎心率减速与宫缩无固定关系，下降迅速且恢复迅速	脐带受压
84	晚期减速：胎心率减速多在宫缩高峰后开始出现	胎儿缺氧
85	无应激（NST）试验，无反应型 NST，处理是	先进行胎儿评分→及时终止妊娠
86	催产素激惹（OCT）试验，Ⅲ类 - 复发性晚期减速；复发性变异减速；胎心过缓 < 110 次 / 分；正弦波形	及时终止妊娠
87	羊水卵磷脂 / 鞘磷脂（L/S > 2）比值，反映了	肺成熟度

88	羊水肌酐值（≥176.8μmol/L），反映了	肾成熟度
89	羊水胆红素类物质（＜0.02），反映了	肝成熟度
90	羊水淀粉酶值（≥450U/L），反映了	唾液腺成熟度
91	羊水含脂肪细胞出现率（≥20%），反映了	胎儿皮肤成熟度
92	B超检查胎儿双顶径（＞8.5cm），反映了	胎儿成熟度
93	雌三醇＞15mg/24h，提示	胎盘功能良好
94	尿雌激素/肌酐比值＞15提示	胎盘功能良好
95	足月妊娠时，孕妇血清人胎盘生乳素（HPL）＜4mg/L，或突然下降大于50%提示	胎盘功能不良
96	从确定妊娠，到产后42日之内，以母儿共同为监护对象	孕妇管理
97	出院后随访3次，出院3日内、产后14日、28日	随访时间
98	高危孕妇应于妊娠几周开始评估胎儿健康状况	妊娠32～34周
99	严重并发症的孕妇应于妊娠几周开始监测	妊娠26～28周
100	囊胚着床后至妊娠几周是药物致畸期的关键期	12周
101	最主要的产力是	子宫收缩力
102	产力中，重要辅助力量的是	腹壁肌及膈肌收缩力
103	产力中，协助内旋转和仰伸及娩出的是	肛提肌收缩力
104	节律性、对称性、极性、缩复作用	产力的特点
105	宫缩以宫底部最强、最持久，向下逐渐减弱	产力的极性
106	子宫体部肌纤维缩短变宽，间歇时肌纤维重新松弛，不能完全恢复到原来长度	产力的缩复作用
107	耻骨联合上缘中点到骶岬上缘的间距，又称真结合径→入口前后径	11cm
108	两坐骨棘之间的距离，即坐骨棘间径，与胎先露内旋转关系密切→中骨盆横径	10cm
109	两坐骨结节末端内缘之间的距离→出口横径	9cm
110	由于子宫肌纤维的缩复作用，子宫上段肌壁越来越厚，下段肌壁被牵拉越来越薄。由于子宫上、下段的肌壁厚薄不同，在两者间的子宫内面形成一环状隆起，称	生理缩复环
111	双顶径判断胎儿大小，妊娠足月时9.3cm	双顶径
112	枕额径胎头衔接的部位，妊娠足月时11.3cm	枕额径
113	枕下前囟径胎头俯屈后以此径通过中骨盆，足月时9.5cm	枕下前囟径
114	胎儿衔接的径线是	枕额径
115	胎儿通过中骨盆平面的径线是	枕下前囟径
116	内旋转是从哪个平面开始至骨盆出口平面完成	中骨盆平面

117	内旋转即胎头为适应骨盆纵轴而旋转，胎头向右旋转45°的目的是	使矢状缝与中骨盆及出口前后径相一致
118	临产开始的标志为	规律且逐渐增强的子宫收缩
119	第1产程→宫颈扩张期→规律宫缩→宫口开全（10cm）	初产妇需20h
120	第2产程→胎儿娩出期→宫口开全（10cm）→胎儿娩出	初产妇需3h
121	第3产程→胎盘娩出期→胎儿娩出→胎盘娩出	初产妇需5～15min
122	潜伏期：规律宫缩→宫口扩张4～5cm	潜伏期
123	活跃期：宫口扩张4～5cm→宫口扩张10cm	活跃期
124	阴唇后连合紧张时，开始保护会阴，是在什么时候	胎头拨露
125	对刺激反应、心率、肌张力、呼吸、皮肤颜色	阿普加评分
126	孕妇死亡最常见的原因是	产后出血
127	产后出血量＞500ml是	产后大出血
128	宫颈恢复至未孕形态的时间是	产后4周
129	子宫体及子宫内膜恢复到正常值一般是	产后6周
130	急性乳腺炎最容易发生在产后第几周	产后1周
131	蛋白质含量多，脂肪和乳糖含量少	初乳
132	蛋白质含量少，脂肪和乳糖含量多	成熟乳
133	循环血量在产后几周恢复正常	产后2～3周
134	产褥早期血液仍处于高凝状态后几周慢慢恢复正常	产后2～4周
135	血红蛋白产后几周左右回升	产后1周
136	白细胞产后几周恢复	产后1～2周
137	红细胞沉降率产后几周恢复正常	产后3～4周
138	产后3～4天出现乳房血管、淋巴管极度充盈，乳房胀大，伴发热，体温37.8～39℃，称为	泌乳热
139	孕产妇，在产后第几天略上升至平脐	产后第1天
140	宫缩痛多在产后几天出现	产后1～2天
141	血性恶露：多量红细胞、坏死蜕膜及少量胎膜	持续3～4天
142	浆液恶露：坏死蜕膜组织、宫腔渗出液、宫颈黏液、少量红细胞及白细胞，且有细菌	持续10天
143	白色恶露：大量白细胞，色泽较白，质地黏稠，镜下可见坏死蜕膜组织、表皮细胞及细菌等	持续3周
144	导致早期流产最常见的原因是	染色体异常
145	导致晚期流产最常见的原因是	宫口松弛
146	先兆流产＝妊娠＜28周＋腹痛及阴道流血＋宫口闭＋子宫与孕周大小相符	先兆流产

147	难免流产 = 妊娠＜28周 + 腹痛及阴道流血 + 宫口开 + 子宫与孕周大小相符或略小	难免流产
148	不全流产 = 妊娠＜28周 + 腹痛及阴道流血 + 宫口开 + 子宫＜孕周大小	不全流产
149	完全流产 = 妊娠＜28周 + 腹痛及阴道流血 + 宫口闭 + 子宫恢复正常大小	完全流产
150	死胎在宫内没有排出，最危险的并发症是 DIC	稽留流产
151	连续自然流产≥3次，或连续2次及以上的自然流产者	复发性流产
152	最常见于不全流产	流产合并感染
153	流产中，可行保守治疗的是	先兆流产
154	难免流产、不全流产及稽留流产首要的治疗方式是	清宫术
155	28周≤孕周＜37周，分娩胎儿，称为	早产
156	有规则或不规则宫缩，伴宫颈管的进行性缩短	先兆早产
157	规律宫缩伴有宫颈的进行性改变；宫颈扩张达1cm以上；宫颈展平≥80%	早产临产
158	过期妊娠 = 妊娠≥42周尚未分娩称过期妊娠	过期妊娠
159	妊娠40周后胎盘功能逐渐下降，42周后明显下降，在妊娠41周后，即应考虑	终止妊娠
160	异位妊娠最常见的病因多是由于	输卵管炎
161	异位妊娠最常见的部位是	壶腹部妊娠
162	异位妊娠 = 停经史 + 剧烈腹痛 + 休克 + 宫颈举痛 + 子宫漂浮感	异位妊娠
163	异位妊娠首选检查是	经阴道后穹隆穿刺抽血
164	异位妊娠伴大出血休克患者首选是	抗休克 + 剖腹探查
165	妊娠患者收缩压≥160mmHg 或舒张压≥110mmHg	重度子痫前期
166	妊娠期高血压 + 抽搐	子痫
167	轻度、重度子痫前期患者，首要的处理是	首先积极应用药物治疗，硫酸镁解除→24～48小时内终止妊娠
168	子痫患者，首要的处理是	首先积极应用药物治疗，硫酸镁解除痉→立即终止妊娠
169	胎盘早剥患者常见的病因是	妊娠期高血压病史
170	胎盘早剥最重要出血部位是	底蜕膜出血
171	胎盘早剥 = 妊高症 + 腹痛 + 阴道流血	胎盘早剥
172	子宫硬，胎位摸不清，胎心听不清	胎盘早剥的体征
173	胎盘早剥最有意义检查是	腹部B超
174	胎盘早剥最适当的治疗是	及时终止妊娠

175	前置胎盘 = 妊娠 28 周后 + 无痛性反复阴道流血	前置胎盘
176	前置胎盘最有意义检查是	腹部 B 超
177	边缘性前置胎盘 + 枕先露的患者首选的治疗方式是	试行阴道分娩
178	部分性和完全性前置胎盘，胎龄在 34 ～ 36 周之间，出现胎儿窘迫征象，经过促胎儿肺成熟，应考虑	终止妊娠
179	胎儿生长受限 = 小于孕龄儿（SGA）是指出生体重低于同胎龄应有体重第 10 百分位数以下或低于其平均体重 2 个标准差的新生儿	胎儿生长受限
180	频繁晚期减速或重度变异减速	胎儿缺氧
181	胎动 < 6 次 /2 小时或减少 50% 以上者	胎儿缺氧
182	正常胎心 110 ～ 160 次 / 分，过大或过小	胎儿缺氧
183	重度羊水污染（深绿色羊水）	胎儿缺氧
184	胎儿头皮血 pH < 7.20，PaO_2 < 10mmHg	酸中毒
185	胎儿窘迫的足月儿需要立即行	剖宫产手术
186	心脏负担最重的时期，极易发生心衰的时间是	分娩期
187	妊娠合并心脏功能差，心功能 NYHA 分级 Ⅰ 级、Ⅱ 级首要的处理方式	可以妊娠
188	妊娠合并心脏功能差，心功能 NYHA 分级Ⅲ级、Ⅳ级首要的处理方式	不宜妊娠
189	妊娠合并肝炎患者，慢性活动性肝炎，合理的治疗措施是	适当治疗后应终止妊娠
190	妊娠合并肝炎患者，重症肝炎经控制 24 小时后，应当	剖宫产终止妊娠
191	妊娠两次或两次以上空腹血糖 ≥ 5.1mmol/L 者可诊断为	妊娠期糖尿病
192	产前筛查常用方法，用何种检查进行筛查意义不大	母体血检查
193	协调性宫缩乏力 = 宫缩的节律性、对称性和极性均正常，但收缩力弱，持续时间短，间歇期长且不规律	协调性宫缩乏力
194	不协调性宫缩乏力 = 宫缩兴奋来自子宫下段一处或多处冲动，子宫收缩波由下向上扩散，收缩波小而不规律，频率高，节律不协调	不协调性宫缩乏力
195	分娩患者，如果妊娠期产程正常，无明显异常，首要处理	等待自然分娩

196	分娩患者，产程较慢，若宫口开≥3cm，首要处理	人工破膜或催产素
197	分娩患者，胎头位于坐骨棘以下（S＞+3）；首选	产钳助产
198	分娩患者，头盆不称、未入盆、胎儿宫内缺氧首选	剖宫产
199	初产妇＞20小时；经产妇＞14小时称为	潜伏期延长
200	宫颈口扩张速度＜0.5cm/h称为	活跃期延长
201	当破膜且宫颈口扩张≥6cm后，若宫缩正常，宫颈口扩张≥4小时，若宫缩欠佳，宫颈口停止扩张≥6小时	活跃期停滞
202	初产妇＞3小时，经产妇＞2小时	第二产程延长
203	胎头下降速度初产妇＜1.0cm/h，经产妇＜2.0cm/h	胎头下降延缓
204	第二产程胎头先露停留在原处不下降＞1小时	胎头下降停滞
205	宫缩的节律性、对称性和极性均正常，总产程＜3h	急产
206	伴头盆不称、胎位异常或瘢痕子宫，出现病理缩复环甚或子宫破裂	病理缩复环
207	骨盆三个平面均狭窄小于正常值2cm称为	均小骨盆
208	入口前后径＜8.0cm，胎头跨耻征阳性→入口平面狭窄	剖宫产
209	坐骨棘间径＜10cm→中骨盆平面狭窄	剖宫产
210	坐骨结节间径＋出口后矢状径＜15cm→出口平面狭窄	剖宫产
211	单胎儿双髋关节屈曲，双膝关节直伸，最多见的是	臀先露或腿直臀先露
212	臀先露患者，妊娠32～34周首选的治疗方法是	外转胎位术
213	先兆子宫破裂＝产妇剧烈腹痛＋病理性缩复环＋胎心减慢或触摸不清＋血尿	先兆子宫破裂
214	出后24小时内失血量＞500ml（剖宫产术中失血量＞1000ml）称为	产后出血
215	产后出血最常见的病因是	子宫收缩乏力
216	产后出血中，胎儿娩出后立即发生阴道流血，色鲜红，多提示	软产道裂伤
217	产后出血中，胎儿娩出后数分钟出现阴道流血，色暗红，多提示	胎盘因素

218	产后出血中，胎儿娩出后持续流血，且血液不凝，多提示	凝血功能障碍
219	产后出血中，失血表现明显伴有阴道疼痛而流血不多，多提示	隐匿性软产道损伤
220	羊水栓塞 = 分娩过程中突发的呼吸困难、发绀 + 数分钟内死亡	羊水栓塞
221	羊水栓塞最有价值的检查的是	血涂片查找羊水有形物质
222	脐带先露 = 胎膜未破时脐带位于胎先露部前方或一侧	脐带先露
223	脐带脱垂 = 胎膜破裂脐带脱出于宫颈口外，降至阴道内甚至露于外阴部	脐带脱垂
224	脐带先露和脐带脱垂的首选检查是	腹部 B 超
225	脐带先露的患者，如果胎膜未破、宫缩良好者，首要的处理是	取头低臀高位，密切观察
226	脐带脱垂者，宫口开全，立即行	产钳术
227	脐带脱垂者，宫颈未开全，立即行	取头低臀高位，尽快行剖宫产
228	产褥病率 = 分娩 24 小时以后的 10 天内，每天口表测量体温 4 次，间隔时间 4 小时，有 2 次体温 ≥ 38℃	产褥病率
229	急性盆腔结缔组织炎 = 下腹痛伴肛门坠胀 + 寒战、高热	急性盆腔结缔组织炎
230	下肢血栓静脉炎 = 弛张热 + 下肢持续性疼痛 + 局部静脉压痛 + 回流受阻 + 下肢水肿，皮肤发白	下肢血栓静脉炎（股白肿）
231	分娩 24 小时后在产褥期内发生的子宫大量出血，称为	晚期产后出血
232	子宫切口裂开 = 剖宫产术后 2～3 周 + 大出血、休克	子宫切口裂开
233	子宫切口裂开后，出现大出血休克的患者，首要的治疗是	子宫次全切除术
234	哪种细菌维持阴道的酸环境，产生 H_2O_2 及其他抗菌生物因子	乳杆菌
235	细菌性阴道炎 = 匀质、稀薄、灰白色阴道分泌物臭味或鱼腥味	细菌性阴道炎
236	可出现胺臭味试验阳性、线索细胞阳性、阴道 pH ＞ 4.5	细菌性阴道炎
237	细菌性阴道炎首选药物是	甲硝唑
238	外阴阴道念珠菌病的感染途径是	内源性感染

239	外阴阴道念珠菌病＝白色豆渣样或凝乳样＋外阴痒，外阴、阴道烧灼感	外阴阴道念珠菌病
240	外阴阴道念珠菌病首选药物是	咪康唑／制霉菌素
241	复发性外阴阴道念珠菌病治疗需要的时间是	6个月
242	滴虫性阴道炎＝泡沫状白带	滴虫性阴道炎
243	滴虫性阴道炎的主要传播途径是	性传播
244	滴虫性阴道炎首选药物是	甲硝唑
245	萎缩性阴道炎＝老年女性＋雌激素缺乏＋阴道灼热感	萎缩性阴道炎
246	萎缩性阴道炎首选的治疗是	雌激素栓剂
247	宫颈癌发生的主要病因是	人乳头瘤病（HPV）
248	宫颈癌最常见的是	鳞状细胞癌
249	宫颈癌最常见的转移方式是	直接蔓延和淋巴转移
250	CIN转变为癌症需要的时间是	5～10年
251	CIN Ⅰ级首要的处理方式是	观察
252	CIN Ⅱ级、Ⅲ级首要的处理方式是	锥形切除术，无生育要求可做子宫全切
253	宫颈癌＝中老年女性＋接触性出血（性交、同房后出血）	宫颈癌
254	宫颈癌的筛查是	宫颈刮片细胞学检查
255	宫颈癌的确诊是	宫颈及宫颈管活检
256	①Ⅰ 肉眼未见癌灶，仅在显微镜下可见浸润癌 Ⅰ_{A1} 间质浸润深度≤3mm，宽度≤7mm Ⅰ_{A2} 间质浸润深度＞3mm 且＜5mm，宽度≤7mm ②Ⅰ_B 临床肉眼可见癌灶局限于宫颈 Ⅰ_{B1} 临床可见癌灶最大直径≤4cm Ⅰ_{B2} 临床可见癌灶最大直径＞4cm ③Ⅱ 无宫旁组织浸润 Ⅱ_{A1}：癌灶最大直径≤4cm Ⅱ_{A2}：癌灶最大直径＞4cm ④Ⅱ_B 有明显宫旁组织浸润 ⑤Ⅲ期：癌灶扩散至盆壁和（或）累及阴道已达下1/3 Ⅲ_A 癌灶累及阴道下1/3，但未达盆壁 Ⅲ_B 癌灶浸润宫旁，已达盆壁。 ⑥Ⅳ期：癌灶播散超出真骨盆或癌灶浸润膀胱黏膜或直肠黏膜	宫颈癌分期

257	筋膜外全子宫切除术	宫颈癌 I$_{A1}$ 期
258	改良广泛子宫切除术 + 盆腔淋巴结切除术	宫颈癌 I$_{A2}$ 期
259	广泛子宫切除术 + 盆腔淋巴结切除术	宫颈癌 I$_{B1}$、II$_{A1}$ 期
260	广泛子宫切除术 + 盆腔淋巴结切除术 + 必要时腹主动脉旁淋巴结取样	宫颈癌 I$_{B2}$、II$_{A2}$ 期
261	因为已经转移了，不能手术，只做放化疗	宫颈癌 II$_B$ 以后
262	女性生殖器官最常见的良性肿瘤是	子宫肌瘤
263	子宫肌瘤最常见的是	肌壁间肌瘤
264	子宫肌瘤中易阻碍受精卵着床导致不孕的是	粘膜下肌瘤
265	子宫肌瘤 = 月经量增多、经期延长 + 月经周期正常	子宫肌瘤
266	子宫肌瘤最常见的变性是	玻璃样（透明）变
267	子宫肌瘤，妊娠期或产褥期突然出现急腹症表现，肌瘤剖面呈暗红色，质软，腥臭味，称为	红色变
268	子宫肌瘤 ≥ 12 周合并严重贫血等症状，有慢性失血者需要	手术治疗
269	子宫内膜癌最常见的病理类型	腺癌
270	子宫内膜癌的主要转移方式是	直接蔓延和淋巴转移
271	子宫内膜癌 = 中老年女性 + 绝经后阴道流血	子宫内膜癌
272	子宫内膜癌首选检查是	腹部 B 超
273	子宫内膜癌最可靠、最有意义和价值的检查是	子宫分段诊刮
274	①I 期：局限于宫体→ I$_A$：肿瘤浸润深度 ≤ 1/2 肌层 I$_B$：肿瘤浸润深度 > 1/2 肌层 ②II 期：侵犯宫颈→仅宫颈内膜腺体受累，宫颈间质受累 ③III 期：局部和（或）区域转移→ III$_A$：肿瘤浸润至浆膜和（或）附件，腹水 / 腹腔冲洗液细胞学（+） III$_B$：肿瘤扩散至阴道； III$_C$：肿瘤转移至盆腔淋巴结和（或）腹主动脉旁淋巴结 ④IV 期：远处转移→ IV$_A$：肿瘤浸润膀胱和（或）直肠黏膜 IV$_B$：远处转移	子宫内膜癌分期
275	筋膜外全子宫切除术 + 双侧附件切除术	子宫内膜癌 I 期
276	改良广泛性全子宫加双侧附件切除 + 盆腔淋巴结清扫、腹主动脉旁淋巴结取样术	子宫内膜癌 II 期

277	手术个体化；放疗、化疗	子宫内膜癌III、IV期
278	卵巢肿瘤最常见的肿瘤是	上皮性肿瘤
279	上皮性肿瘤最常见的类型是	浆液性囊腺瘤
280	一侧附件触摸到肿物，X线可见到骨骼、牙齿的是	畸胎瘤
281	内胚窦瘤即卵黄囊瘤，肿瘤标记物升高的是	AFP升高
282	颗粒细胞瘤和卵泡膜细胞瘤可以出现升高的物质是	雌激素
283	卵巢纤维瘤可伴有胸、腹水，诊断是	Meigs（梅格思）瘤
284	胃癌转移至卵巢的癌称为	Krukernburg瘤
285	卵巢上皮性肿瘤首选的化疗方案是	TC（紫衫醇+卡铂）或TP（紫衫醇+顺铂）
286	性索间质肿瘤及恶性卵巢生殖细胞肿瘤首选的化疗方案是	BEP方案（博来霉素+依托泊苷+顺铂）
287	葡萄胎 = 子宫>孕周+血清HCG水平异常升高	葡萄胎
288	葡萄胎首选检查是	B超
289	葡萄胎患者无需检测	雌孕激素
290	葡萄胎排空后必须严格避孕的时间是	1年
291	葡萄胎首选的避孕方式为	避孕套
292	侵蚀性葡萄胎 = 葡萄胎清宫术后半年以内+阴道流血	侵蚀性葡萄胎
293	绒癌 = 清宫术后1年或正常分娩、人流及清宫术后+阴道流血	绒癌
294	侵蚀性葡萄胎和绒癌最有价值的鉴别点是	分段诊刮（无绒毛结构是绒癌）
295	妊娠滋养细胞肿瘤即侵蚀性葡萄胎和绒癌首选的治疗是	化疗
296	妊娠滋养细胞肿瘤即侵蚀性葡萄胎和绒癌转移的器官是	肺→阴道→骨盆→肝→脑
297	无排卵性功能失调子宫出血 = 青春期+月经量大小不一、经期长短不一	无排卵性功能失调性子宫出血
298	无排卵性功能失调性子宫出血的子宫内膜特点是	增生期改变，没有分泌期
299	无排卵性功能失调性子宫出血的体温是	单相体温
300	青春期无排卵功血的治疗首选	止血、调整周期、促排卵
301	青春期无排卵功血患者出血不止的首选止血措施是	大量雌激素
302	成人期无排卵功血患者出血不止的首选止血措施是	刮宫术

303	无排卵功血患者、出血患者促排卵药物首选的是	枸橼酸氯米芬
304	黄体功能不全 = 月经频发 + 黄体生存时间 < 14 天	黄体功能不全
305	黄体萎缩不全 = 月经淋漓不尽 + 黄体生存时间 > 14 天	黄体萎缩不全
306	黄体功能不全的子宫内膜特点是	分泌反应落后 2 天以上
307	黄体萎缩不全的子宫内膜特点是	月经第 5～6 天刮宫发现分泌期子宫内膜
308	黄体功能不全的基础体温特点是	双相体温但高温相小于 11 天
309	黄体萎缩不全的基础体温特点是	双相型但下降缓慢
310	Asherman 综合征是最常见的	子宫性闭经
311	垂体性闭经最常见的病因是	希恩综合征（Sheehan 综合征）
312	希恩综合征（Sheehan 综合征）主要病因是	产后大出血
313	最常见的闭经类型是	下丘脑性闭经
314	下丘脑性闭经常见的病因是	颅咽管瘤
315	多囊卵巢综合征 = 月经稀发 + 不孕 + 多毛 + 痤疮	多囊卵巢综合征
316	雄激素过多，雌酮过多，胰岛素过多，LH/FSH 比值增高 ≥ 2	多囊卵巢综合征病因
317	多囊卵巢综合征的子宫内膜特点是	增殖期子宫内膜
318	多囊卵巢综合征的体温特点是	单相体温
319	多囊卵巢综合征首选检查是	B 超
320	绝经综合征 = 月经紊乱 + 自主神经功能失调 + 精神症状	绝经综合征
321	绝经综合征最早的表现为	潮热
322	子宫内膜异位症最常见的部位是	卵巢
323	子宫内膜异位症 = 继发性痛经呈进行性加重 + 月经失调 + 性交痛	子宫内膜异位症
324	子宫内膜异位症首选检查是	B 超
325	子宫内膜异位症的最可靠方法是	腹腔镜检查
326	子宫内膜异位症首选的治疗方法是	促性腺激素释放激素激动剂（GnRH-α）
327	子宫腺肌病 = 继发性痛经进行性加重 + 月经增多、经期延长	子宫腺肌病
328	子宫腺肌病首选的检查是	B 超
329	子宫腺肌病首选的治疗方法是	全子宫切除术
330	子宫脱垂主要的病因是	分娩等导致的主韧带损伤

331	①Ⅰ度轻型→宫颈外口尚未达到处女膜缘→ ②Ⅰ度重型→宫颈外口已达处女膜缘 ③Ⅱ度轻型→宫颈已脱出阴道口外 ④Ⅱ度重型→部分宫体已脱出至阴道口外 ⑤Ⅲ度→宫颈和宫体全部脱出至阴道口外	子宫脱垂的分期
332	老年女性的子宫脱垂首选的治疗是	经阴道子宫全切除及阴道前后壁修补术
333	年轻女性的子宫脱垂首选的治疗是	曼氏（Manchester）手术即阴道前后壁修补、主韧带缩短及宫颈部分切除术
334	女性不孕中最主要的因素是	输卵管因素
335	男性不育中最主要的因素是	精液异常与输精障碍
336	女性输卵管阻塞首选的治疗方式是	体外受精与胚胎移植
337	宫内节育器避孕主要机制是	杀精毒胚和干扰着床
338	①月经干净3～7天 ②人工流产后可以立即放置 ③剖宫产后半年放置	宫内节育器放置时间
339	宫内节育器一般可以放置时间是	15年
340	宫内节育器取出的时间	月经干净后3～7天
341	放置宫内节育器（IUD）最常见的副反应是	不规则阴道流血
342	宫颈糜烂的女性首选的避孕措施是	甾体激素药物避孕
343	避孕药的最常见副作用是	类早孕反应、阴道不规则流血
344	输卵管绝育术的手术适应症是	月经干净后3～4天
345	妊娠≤7周，首选的终止妊娠	药物流产（米非司酮）
346	妊娠7～10周，首选的终止妊娠	负压吸引术
347	妊娠≥10周，首选的终止妊娠	钳刮术
348	吸宫术最常见的并发症是	吸宫不全
349	人工流产术的严重并发症，手术中出现无底感的是	子宫穿孔
350	术中或术毕出现心动过缓、心律不齐、面色苍白、头昏、胸闷、大汗淋漓，严重者甚至出现血压下降、昏厥、抽搐等迷走神经兴奋症状	人工流产综合反应
351	子宫穿孔首要的治疗是	停止操作，密切观察
352	人工流产综合反应首要的治疗是	阿托品

第十二篇　儿　科

序号	题眼 / 必考点	答案
1	①衡量国家医疗卫生水平的指标是 ②婴幼儿发病率、死亡率最高的阶段是	围生期、围产期 （孕 28 周～生后 7 天）
2	发病率和死亡率亦很高，仅次于围生期	新生儿期 （脐带结扎～生后 28 天）
3	①小儿生长发育第一个高峰期是 ②容易发生消化系统紊乱及营养障碍性疾病的是	婴儿期（出生～1 周岁）
4	易发生意外伤害的是	幼儿期（1～3 岁）
5	智力发育的关键阶段，发育速度快的是	学龄前期（3～7 岁）
6	除生殖系统外其各器官外形已接近成人的是	学龄期（7 岁～青春期前）
7	体格发育的第二个高峰，出现第二性征的是	青春期（女孩 12～18 岁；男孩 14～20 岁）
8	儿童发育最早的系统	淋巴系统 / 神经系统
9	儿童发育最晚的系统	生殖系统
10	由上到下，由近到远，由粗到细，由低级到高级，由简单到复杂	生长发育的一般规律
11	出生时候的体重是	3kg
12	1 岁时候的体重是	10kg
13	2 岁时候的体重是	12kg
14	2～12 岁体重＝年龄 ×2+8	体重计算公式
15	反映儿童近期营养状况的指标是	体重
16	反映儿童远期营养状况的指标是	身高
17	生后第 3～4 天体重下降范围 3%～9%，至出生后 7～10 天可恢复至出生体重，故无需处理	生理性体重下降
18	出生时候的身高是	50cm
19	1 岁时候的身高是	75cm
20	2 岁时候的身高是	87cm
21	2 岁以后身高＝年龄 ×7+75	身高计算公式
22	经眉弓上方、枕后结节左右对称绕头一周的长度为	头围
23	出生时候的头围是	34cm
24	1 岁时候的头围是	46cm
25	2 岁时候的头围是	48cm
26	5 岁时候的头围是	50cm
27	平乳头下缘、肩胛角下缘，绕胸一周为	胸围
28	胸围等于头围，均为 46cm，是在几岁时	1 岁

29	2～12 岁时，胸围＝头围＋年龄 -1cm	胸围的计算公式
30	前囟呈菱形，1～2 岁闭合，最迟几岁闭合	2 岁
31	后囟呈三角形，出生后几周闭合	6～8 周
32	儿童出现颈椎生理弯曲的是	3 个月
33	儿童出现胸椎生理弯曲的是	6 个月
34	儿童出现腰椎生理弯曲的是	1 岁左右
35	判断胎儿年龄，婴儿早期拍摄的部位是	膝关节
36	判断胎儿年龄，年长儿拍摄的部位是	左手及腕部 X 光片
37	2～9 岁腕部骨化中心数目＝年龄 +1	骨化中心的计算公式
38	正常乳牙 4～10 个月开始萌出，几岁出齐	3 岁
39	萌出时间＞几个月称为出牙延迟	13 个月
40	恒牙骨化从何时开始	新生儿
41	第一恒牙几岁开始萌出	6 岁
42	恒牙在几岁出齐	12 岁
43	儿童第 1 次接种卡介苗、乙肝疫苗	刚出生（0 个月）
44	儿童第 2 次接种乙肝疫苗	1 个月
45	儿童第 1 次接种脊髓灰质炎糖丸	2 个月
46	儿童第 2 次接种脊髓灰质炎糖丸，儿童第 1 次接种百白破	3 个月
47	儿童第 3 次接种脊髓灰质炎糖丸，儿童第 2 次接种百白破	4 个月
48	儿童第 3 次接种百白破	5 个月
49	儿童第 3 次接种乙肝疫苗	6 个月
50	儿童第 1 次接种麻疹疫苗	8 个月
51	儿童第 2 次接种百白破	1.5～2 岁
52	儿童第 2 次接种脊髓灰质炎糖丸	4 岁
53	儿童第 2 次接种麻疹疫苗，儿童第 3 次接种百白破	6～7 岁
54	小儿每天所需要能量是	90kcal/（kg·d）
55	婴儿期对水平均需要量为	150ml/（kg·d）
56	8% 糖牛奶每 100ml 可提供能量是	100kcal
57	婴儿的基础代谢率 BMR 为	55kcal/（kg·d）
58	给儿童提供能量的主要来源是	糖
59	小儿所特有的能量需要是	生长发育
60	①钙：磷 =2：1　②乙型乳糖含量丰富 ③白蛋白含量高，有利于吸收 ④不饱和脂肪酸较多　⑤富含免疫因子 SIgA	人乳的特点
61	泥状食物：米汤、米粉、米糊、稀粥、蛋黄、鱼泥、菜泥	添加辅食的时间是 6 个月

62	末状食物：粥、烂面、碎菜、蛋、鱼泥、肝泥、饼干、肉末	添加辅食的时间是7～9个月
63	碎状食物：粥、软饭、烂面条、豆制品、碎菜、碎肉等	添加辅食的时间是10～12个月
64	维生素 D 缺乏性佝偻病 = 冬季出生 + 颅骨软化、方颅畸形	维生素 D 缺乏性佝偻病
65	维生素 D 缺乏性佝偻病的发生的主要病因是	日光照射不足
66	维生素 D 缺乏性佝偻病 3～6 个月会出现	颅骨软化
67	维生素 D 缺乏性佝偻病 7～8 个月以上会出现	方颅
68	维生素 D 缺乏性佝偻病 1 岁会出现	串珠肋、下肢畸形
69	维生素 D 缺乏性佝偻病最有价值的检查是	$1, 25-(OH)_2-E_3$ 降低
70	维生素 D 缺乏性佝偻病治疗剂量为每日给维生素 D 为	2000～5000IU
71	足月儿预防剂量，生后 2 周开始补充维生素 D 剂量为	400IU
72	早产儿预防剂量，生后 1 周开始补充维生素 D 剂量为	800IU
73	维生素 D 缺乏性手足搐搦症 = 冬季出生 + 手足抽搐	维生素 D 缺乏性手足搐搦症
74	维生素 D 缺乏性手足搐搦症发生的病因是	甲状旁腺不能代偿性分泌增加
75	维生素 D 缺乏性手足搐搦症典型发作是	惊厥、喉痉挛和手足搐搦
76	维生素 D 缺乏性手足搐搦症隐匿型是	面神经征、腓反射、陶瑟征
77	维生素 D 缺乏性手足搐搦症，血压计袖带如测血压样绕上臂打气，使血压维持在舒张压和收缩压之间，5 分钟内出现痉挛症状为阳性	陶瑟征
78	维生素 D 缺乏性手足搐搦症控制惊厥和喉痉挛，首选的药物是	10% 水合氯醛及地西泮
79	维生素 D 缺乏性手足搐搦症患者出现抽搐，首选的治疗是	10% 葡糖糖酸钙
80	维生素 D 缺乏性手足搐搦症长期治疗首选的治疗是	维生素 D
81	营养不良的早期表现是活动减少、精神较差，最先出现	体重不增
82	营养不良皮下脂肪减少首先减少的部位是	腹部
83	营养不良皮下脂肪减少最后减少的是	面颊部
84	营养不良最先出现的营养性贫血最多见	营养性缺铁性贫血
85	营养不良最常见维生素缺乏是	维生素 A 缺乏
86	营养不良小儿出现昏迷时是	自发性低血糖

87	Ⅰ度（轻度）→腹部皮褶厚度＞0.4～0.8cm； Ⅱ度（中度）→腹部皮褶厚度＞0.4cm以下； Ⅲ度（重度）→腹部皮褶厚度消失	营养不良的分级
88	体重低于同年龄、同性别参照人群数值的均值减2SD以下，减2SD～3SD为中度，减3SD为重度	体重下降
89	身长低于同年龄、同性别参照人群数值的均值减2SD以下，减2SD～3SD为中度，减3SD为重度	生长迟缓
90	BMI超过P_{95}为	肥胖
91	28周≤GA＜37周的新生儿，34周≤GA＜37周晚期早产儿，GA＜28周极早早产儿或超未成熟儿	早产儿
92	37周≤GA＜42周的新生儿	足月儿
93	GA≥42周的新生儿	过期产儿
94	体重2500～4000g	正常体重儿
95	体重＞4000g	巨大儿
96	体重＜2500g	低出生体重儿
97	体重＜1500g	极低出生体重儿
98	体重＜1000g	超低出生体重儿
99	婴儿的出生体重在同胎龄平均出生体重的第10～90百分位之间	适于胎龄儿
100	婴儿的出生体重在同胎龄平均出生体重的第10百分位以下	小于胎龄儿
101	婴儿的出生体重在同胎龄平均出生体重的第90百分位以上	大于胎龄儿
102	生后1周以内的新生儿其发病率和死亡率在整个新生儿期最高	早期新生儿
103	出生后第2～4周末的新生儿	晚期新生儿
104	妊娠28周时出现，35周时迅速增加	肺泡表面活性物质
105	在生后4～6天淋巴细胞与中性粒细胞数量相近，在4～6岁时出现第二次两者数量相近	新生儿血液的特点
106	觅食反射、吸吮反射、握持反射和拥抱反射，生后逐渐消失	新生儿先天的四个反射
107	新生儿正常的体表温度是	36.0～36.5℃
108	新生儿适宜的环境湿度为	50%～60%
109	呼吸、心率、皮肤颜色、肌张力、对刺激的反应	Apgar评分的指标

110	呼吸、心率、血氧饱和度	新生儿窒息后复苏指标
111	新生儿缺氧缺血性脑病最常见的病因是	新生儿窒息
112	新生儿缺血缺氧性脑病＝围生期窒息病史＋前囟饱满＋昏迷、惊厥	新生儿缺血缺氧性脑病
113	新生儿缺血缺氧性脑病患者首选检查	B超
114	新生儿缺血缺氧性脑病患者生后4～7天首选检查是	脑CT
115	新生儿缺血缺氧性脑病患者对矢状旁区损伤尤为敏感的检查是	MRI
116	新生儿缺血缺氧性脑病患者生后1周内检查，反映脑损害的严重程度，评估病情和预测预后	脑电图
117	新生儿缺血缺氧性脑抗惊厥治疗首选	苯巴比妥
118	新生儿呼吸窘迫综合征（RDS）＝出生后进行性呼吸困难、吸气三凹征	新生儿呼吸窘迫综合征
119	确诊新生儿呼吸窘迫综合征（RDS）的最佳方法是	X线检查
120	新生儿胆红素代谢特点：胆红素生成相对较多、转运胆红素能力不足、肝功能发育差、胆红素肠肝循环增加	新生儿黄疸的病因
121	①生后2～3天出现； ②足月儿＜2周，早产儿＜4周开始消退 ③每日血清胆红素升高＜85μmol/L（5mg/dl）	生理性黄疸
122	①生后24小时以内出现 ②持续时间为足月儿＞2周，早产儿＞4周 ③每日血清胆红素升高＞85μmol/L（5mg/dl） ④黄疸退而复现	病理性黄疸
123	新生儿溶血病＝黄疸＋母亲为O型，而胎儿为A型或B型	新生儿溶血病
124	新生儿ABO溶血＝母亲为O型而胎儿为A型或B型＋多数生后2～3天出现黄疸＋第一胎可发生	新生儿ABO溶血
125	新生儿Rh溶血＝多数生后24小时内出现黄疸＋多发生在多次妊娠以后	新生儿Rh溶血
126	新生儿溶血病的确诊检查是	改良直接抗人球蛋白试验（改良Coombs试验）

127	新生儿溶血病首选治疗方法是	光照疗法
128	新生儿溶血病病情严重者，首选治疗方法是	换血疗法
129	新生儿溶血病的换血疗法，换血量一般为患儿血量的几倍	2倍
130	新生儿败血症 = 不吃、不哭、不动、不闹、体温不升 + 体重下降（五不一低下）	新生儿败血症
131	早发型新生儿败血症为生后7天内起病，感染发生在出生前或出生时，主要致病菌是	以大肠埃希菌等革兰氏阴性杆菌为主
132	晚发型新生儿败血症为出生7天后起病，感染发生在出生时或出生后，主要致病菌是	以葡萄球菌、机会致病菌为主
133	新生儿败血症最有价值的检查是	血培养
134	新生儿坏死性小肠结肠炎 = 反应差、神萎、拒食，严重病例面色苍白或青灰、四肢厥冷、休克、酸中毒、黄疸加重	新生儿坏死性小肠结肠炎
135	21-三体综合征（又称先天愚型或Down综合征）= 智能低下 + 皮肤细腻 + 通贯手	21-三体综合征
136	21-三体综合征最有意义的检查是	染色体核分型
137	21-三体综合征最常见的类型是标准型，核型是	47，XX（或XY），+21
138	21-三体综合征最常见的易位型是	46, XY, der（14; 21）（q10; q10），+21
139	21-三体综合征标准型，第二胎遗传几率是	1%
140	21-三体综合征易位型（D/G易位）中，第二胎遗传几率是	母亲的是10%，父亲是4%;
141	21-三体综合征父母G/G移位，第二胎遗传几率是	100%
142	苯丙酮尿症的遗传特点是	常染色体隐性遗传
143	苯丙酮尿症 = 智能低下 + 尿有鼠臭味 + 皮肤、毛发发黄	苯丙酮尿症
144	苯丙酮尿症典型机制是肝细胞缺乏	苯丙氨酸羟化酶
145	苯丙酮尿症非典型机制是缺乏	四氢生物蝶呤
146	新生儿筛查苯丙酮尿症首选	Guthrie细菌生长抑制试验
147	年长儿筛查苯丙酮尿症首选	尿三氯化铁试验
148	丙酮尿症确诊检查依赖于	血中苯丙氨酸的浓度
149	非典型的苯丙酮尿症检查依赖于	生物蝶呤分析
150	苯丙酮尿症的预防主要是	限制苯丙氨酸的摄入
151	川崎病（皮肤黏膜淋巴结综合征）= 发热 + 多发系统表现 + 草莓舌 + 手足硬性水肿 + 淋巴结肿大	川崎病

152	四肢变化是掌跖红斑、手足硬性水肿	川崎病的皮肤表现
153	川崎病治疗的首选药物是	阿司匹林 + 丙种球蛋白
154	麻疹 = 发热 + 黏膜斑粗糙斑点（Koplik 斑）+ 疹退后色素沉着（出疹时发热更严重，一般是发热 3～4 天后出疹）	麻疹
155	麻疹患者，一般隔离至出疹后	5 天
156	麻疹合并肺炎隔离要延长至出疹后	10 天
157	接触过麻疹的患儿隔离	21 天
158	麻疹最常见并发症是	肺炎
159	麻疹容易合并的维生素缺乏是	维生素 A 缺乏
160	风疹 = 发热 1～2 天后出疹 + 耳后、枕部肿大淋巴结 + 持续 3 天	风疹
161	风疹隔离患儿至出疹后	5 天
162	风疹的致病病原体是	人类疱疹病毒 -6 型
163	幼儿急疹 = 热退疹出	幼儿急疹
164	水痘的致病病原体是	水痘 - 带状疱疹病毒（VZV）
165	水痘 = 发热 1～2 天后出现水痘 + 斑疹、丘疹、疱疹和结痂同时存在	水痘
166	水痘最常见的并发症是	皮肤感染
167	猩红热 = 发热 + 出疹 + 草莓舌 + 杨梅舌 + 苍白圈 + 帕氏线	猩红热
168	猩红热首选的治疗是	青霉素
169	手足口病的致病病原体是	肠道病毒 71 型
170	手足口病 = 手、足、口、臀四个部位可出现斑丘疹和疱疹	手足口病
171	传染性单核细胞增多症 = 发热 + 咽峡炎 + 淋巴结肿大	传染性单核细胞增多症
172	结核感染几周后做结核菌素试验呈阳性反应	4～8 周
173	皮下注射结核菌素疫苗后多长时间后测皮肤硬结的直径	48～72 小时
174	①阳性→（+）→ 5～9 mm ②中度阳性→（++）→ 10～19mm ③强阳性→（+++）→≥ 20mm ④极强阳性反应→（++++）→≥20mm，如有水疱、破溃、淋巴管炎等	PPD 试验阳性结果
175	阳性反应表示体内有新的结核病灶的是	婴幼儿尤其是未接种卡介苗者

176	①机体免疫力低下或受到抑制，如部位危重肺结核 ②急性传染病如麻疹、水痘、风疹、百日咳等 ③体质极度虚弱如重度营养不良、重度脱水、水肿等 ④应用糖皮质激素或其他免疫抑制剂治疗 ⑤原发或继发性免疫缺陷病	PPD 试验有假阴性
177	原发型肺结核 = 儿童 + 低热、盗汗 + 胸部 X 线"哑铃状"改变	原发型肺结核
178	结核性脑膜炎 = 低热、盗汗 + 前囟饱满 + 脑脊液检查（淋巴细胞为主）	结核性脑膜炎
179	结核性脑膜炎早期（前驱期）的典型表现是	性格改变
180	结核性脑膜炎晚期（昏迷期）的典型表现是	昏迷频繁发作
181	结核性脑膜炎最容易侵犯的脑神经是	面神经
182	结核性脑膜炎最有意义的检查是	脑脊液检查
183	结核性脑膜炎强化治疗阶段联合应用的抗结核药是	INH+RFP+PZA+SM
184	结核性脑膜炎巩固治疗阶段继续应用的抗结核药是	INH+RFP 或 EMB
185	先天性幽门肥厚 = 顽固性呕吐 + 无胆汁 + 右上腹肿块	先天性幽门肥厚
186	先天性幽门肥厚最有意义的体征是	右上腹肿块
187	先天性幽门肥厚确诊后，有效的治疗方式是	幽门肌切开手术
188	先天性巨结肠 = 顽固性便秘 + 出生后 24～48 小时不排便	先天性巨结肠
189	先天性巨结肠最常见的并发症是	小肠结肠炎
190	轮状病毒肠炎 = 秋季发病 +6～24 个月的婴幼儿 + 大便蛋花汤样，量多、次数多、水分多 + 无腥臭味	轮状病毒肠炎
191	诺如病毒肠炎 = 多见于寒冷季节（11 月至次年 2 月），多引起机构群发性腹泻	诺如病毒肠炎
192	致病性大肠埃希菌肠炎 = 起病慢 + 黄绿色或蛋黄汤样稀稀水样便伴较多黏液 + 霉臭味	致病性大肠埃希菌肠炎
193	产毒性大肠埃希菌肠炎 = 起病急 + 与致病性大肠杆菌相似	产毒性大肠埃希菌肠炎
194	侵袭性大肠埃希菌肠炎 = 黏液带脓血便 + 有腥臭味	侵袭性大肠埃希菌肠炎

195	出血性大肠埃希菌肠炎 = 黄色水样便、血水便 + 特殊臭味	出血性大肠埃希菌肠炎
196	金黄色葡萄球菌肠炎 = 多见于大量应用抗生素后 + 大便呈暗绿色海水样便 + 有腥臭味	金黄色葡萄球菌肠炎
197	真菌性肠炎 = 大便呈豆腐渣样细块	真菌性肠炎
198	患儿表现为有泪，有尿	轻度脱水
199	患儿表现为尿少明显，四肢暖	中度脱水
200	患儿表现为外周循环衰竭，休克的描述，四肢冷	重度脱水
201	钠离子浓度 < 130mmol/L	低渗性脱水
202	钠离子浓度 130 ~ 150mmol/L	等渗性脱水
203	钠离子浓度 > 150mmol/L	高渗性脱水
204	轻度脱水，丢失量是	30 ~ 50ml/kg
205	中度脱水，丢失量是	50 ~ 100ml/kg
206	重度脱水，丢失量是	100 ~ 120ml/kg
207	轻度脱水，需要补液量是	90 ~ 120ml/kg
208	中度脱水，需要补液量是	120 ~ 150ml/kg
209	重度脱水，需要补液量是	150 ~ 180ml/kg
210	低渗性脱水，需要补液的张力是	2/3 张含钠液（4:3:2）
211	等渗性脱水，需要补液的张力是	1/2 张含钠液（2:3:1）
212	高渗性脱水，需要补液的张力是	1/3 张含钠液（2:6:1）
213	重度脱水伴有休克的患儿，需要补的液是	① 20ml/kg 2:1 等张含钠液 ② 30 ~ 60min 内静脉推注
214	急性上呼吸道感染 = 寒战高热 + 咳嗽、咳痰	急性上呼吸道感染
215	疱疹性咽峡炎 = 寒战高热 + 咽峡部出现大小疱疹	疱疹性咽峡炎
216	疱疹性咽峡炎的致病菌是	柯萨奇 A 组病毒
217	咽结合膜热 = 寒战高热 + 咽部充血 + 滤泡性眼结膜炎	咽结合膜热
218	咽结合膜热的致病菌是	腺病毒
219	支气管哮喘 = 接触过敏原 + 喘息为主 + 夜间和凌晨加重 + 自行缓解	支气管哮喘
220	变异性哮喘 = 反复喘息时间 ≥ 1 个月	变异性哮喘
221	支气管哮喘急性发作期首选药物是	β_2 受体激动剂
222	支气管哮喘长期慢性控制首选药物是	吸入型糖皮质激素 + β_2 受体激动剂
223	支气管肺炎 = 儿童 + 寒战高热 + 咳嗽咳痰 + 肺部固定湿啰音	支气管肺炎

224	感染中毒性脑病 = 支气管肺炎 + 烦躁、昏迷 + 脑膜刺激征（+）	感染中毒性脑病
225	缺氧中毒性肠麻痹 = 支气管肺炎 + 呕吐、腹胀、肠鸣音消失	缺氧中毒性肠麻痹
226	呼吸道合胞病毒肺炎 =1 岁以内 + 发热、喘憋、呼吸困难及三凹征	呼吸道合胞病毒肺炎
227	腺病毒肺炎 =6 个月～ 2 岁儿童 + 剧咳 + 高热、中毒症状	腺病毒肺炎
228	金黄色葡萄球菌肺炎 = 小脓肿 + 小空洞	金黄色葡萄球菌肺炎
229	肺炎支原体肺炎 = 儿童 + 刺激性咳嗽 + 无痰	肺炎支原体肺炎
230	卵圆孔关闭时间是在出生后几个月解剖上关闭	5 ～ 7 个月
231	动脉导管关闭时间一般是在几个月左右闭合；最晚 1 年内解剖上关闭	3 个月
232	房间隔缺损、室间隔缺损、动脉导管未闭属于	左向右分流型（潜伏青紫型）
233	法洛四联症和大动脉转位属于	右向左分流型（青紫型）
234	肺动脉狭窄属于	无分流型（无青紫型）
235	房间隔缺损 = 胸骨左缘第 2 ～ 3 肋间收缩期杂音 + 第二心音固定分裂	房间隔缺损
236	房间隔缺损心脏杂音的产生机制是	大量血流通过肺动脉瓣时，形成肺动脉瓣相对性狭窄
237	房间隔缺损患者的 X 线表现为	右心房、右心室大
238	房间隔缺损患者的心导管检查	右心房氧含量>上下腔静脉氧含量
239	较小的房间隔缺损多在几个月内自然闭合	3 个月
240	较大的房间隔缺损需要的治疗方式是	手术治疗
241	室间隔缺损 = 胸骨左缘第 3 ～ 4 肋间收缩期杂音	室间隔缺损
242	小型室间隔缺损，如果缺损＜ 5mm 称为	Roger 病
243	室间隔缺损患者的 X 线表现为	左心室、右心室大
244	室间隔缺损患者的心导管检查	右心室氧含量＞右心房氧含量
245	室间隔缺损需要的治疗方式是	手术治疗
246	动脉导管未闭 = 胸骨左缘第 2 肋间有粗糙、响亮的连续性机器样杂音	动脉导管未闭
247	差异性青紫多见于	动脉导管未闭
248	下半身青紫、左上肢轻度青紫而右上肢无青紫为	差异性青紫

249	生后 1 周内室间隔缺损的治疗方式首选	吲哚美辛
250	分流量较大间隔缺损者可以采用	手术治疗
251	法洛四联症 = 小儿青紫 + 蹲踞现象 + 肺纹理减少	法洛四联症
252	肺动脉狭窄、室间隔缺损、主动脉骑跨和右心室肥厚，其中主要是肺动脉狭窄	法洛四联症的四大畸形
253	法洛四联症出现的青紫是	永久性青紫
254	法洛四联症的胸部 X 线是	肺透亮度增加
255	法洛四联症为了缓解症状，首选的药物治疗是	普萘洛尔
256	法洛四联症的手术治疗是	一期根治手术
257	肾炎性肾病 = 蛋白尿和低蛋白血症 +2 周内 3 次以上离心尿检查，红细胞 > 10/HP，并证实为肾小球源性血尿，反复或持续高血压，肾功能不全，持续低补体血症	肾炎性肾病
258	单纯性肾病 = 只有蛋白尿和低蛋白血症，没有血尿	单纯性肾病
259	以足量泼尼松治疗≤ 8 周，尿蛋白转阴	激素敏感型肾病
260	以泼尼松足量治疗 > 8 周，尿蛋白仍阳性	激素耐药型肾病
261	对激素敏感，但连续 2 次减量或停药 2 周内复发	激素依赖型肾病
262	连续 3 天尿蛋白由阴性转为（+++）或（++++），或 24 小时尿蛋白定量≥ 50mg/kg，或尿蛋白/肌酐≥ 2.0	复发
263	肾病病程中半年内复发≥ 2 次，或 1 年内复发≥ 3 次	频复发
264	急性肾小球肾炎 = 上感史 + 血尿 + 补体 C3 下降	急性肾小球肾炎
265	严重循环充血 = 急性肾炎 + 尿少加剧 + 咳粉红色泡沫痰 + 双肺湿啰音	严重循环充血
266	高血压脑病 = 急性肾炎 + 剧烈头痛、昏迷、惊厥	高血压脑病
267	急性肾炎患者，如果急性期应当	卧床休息 2 ～ 3 周
268	急性肾炎患者，肉眼血尿消失，可进行的活动是	下床活动
269	急性肾炎患者，血沉正常，可进行的活动是	上学
270	急性肾炎患者，尿阿迪氏计数正常，可进行的活动是	参加体育锻炼
271	急性肾炎患者，尿检完全正常，可进行的活动是	体力活动
272	急性肾炎患者短程疗法，服用时间是	8 周
273	急性肾炎患者中程疗法，服用时间是	6 个月

274	急性肾炎患者长程疗法，服用时间是	9 个月
275	急性肾炎患者最常见的并发症是	感染
276	肾静脉血栓形成＝急性肾炎＋突发腰痛及血尿、蛋白尿加重	肾静脉血栓形成
277	胚胎第 3 周出现卵黄囊造血	中胚叶造血期
278	胚胎 6～8 周时开始出现肝脾造血	肝脾造血期
279	胎儿 4 个月时骨髓开始造血，迅速成为造血的主要器官，一直持续到生后	骨髓造血期
280	出生 2～3 个月时，RBC 降至 $3.0×10^{12}$/L，HB 降至 100g/L 左右，称为	生理性贫血
281	①轻度→贫血 120～144g/L ②中度贫血→90～120g/L ③重度贫血→60～90g/L ④极重度贫血→< 60g/L	新生儿贫血
282	缺铁性贫血＝苍白乏力＋异食癖、反甲＋MCV < 80fl	缺铁性贫血
283	缺铁性贫血补铁后首先升高的是	红细胞内的含铁酶
284	血缺铁性贫血患者红蛋白恢复正常后继续治疗几周	6～8 周
285	巨幼细胞贫血＝苍白乏力＋神经精神症状（抽搐、感觉障碍等）＋毛发发黄＋MCV > 94fl	巨幼细胞贫血
286	小儿几岁时脊髓会上移至第 1 腰椎	4 岁
287	热性惊厥＝寒战高热＋抽搐＋惊厥	热性惊厥
288	热性惊厥首选的药物是	地西泮
289	单纯性热性惊厥＝全身发作＋短暂发作＋一次发热中发作 1～2 次＋总次数≤4 次	单纯性热性惊厥
290	复杂性热性惊厥＝局限性发作＋长时间发作＋24 小时内反复发作＋总次数≥5 次	复杂性热性惊厥
291	化脓性脑膜炎＝发热＋前囟饱满＋脑膜刺激征阳性	化脓性脑膜炎
292	化脓性脑膜炎最有价值的检查是	脑脊液检查
293	硬膜下积液＝化脓性脑膜炎＋发热＋治疗后出现惊厥、昏迷等加重	硬膜下积液
294	硬膜下积液首选检查方法是	头颅透光检查
295	先天性甲状腺减退症＝智力低下＋皮肤粗糙＋便秘	先天性甲状腺减退症
296	先天性甲状腺减退症确诊检查是	T_4 降低、TSH 明显升高
297	先天性甲状腺减退症最有效的药物是	甲状腺素片

第十三篇　精神神经

序号	题眼 / 必考点	答案
1	上运动神经元与下运动神经元损伤后，最有价值的鉴别点是	病理征阳性（Babinski 征）
2	躯干共济失调及闭目难立征（Romberg 征阳性）多提示	小脑蚓部损伤
3	一侧小脑半球损伤出现同侧肢体共济失调 + 指鼻试验、跟膝胫试验多提示	同侧小脑半球损伤
4	浅感觉传导束的 II 级神经元位于	脊髓后角细胞
5	深感觉传导束的 II 级神经元位于	薄、楔束核
6	分离性感觉障碍，即病变侧痛、温觉障碍，而触觉和深感觉存在，病变部位位于	脊髓后角
7	对侧单瘫，病变部位位于	大脑皮质损伤
8	同侧脑神经弛缓性瘫痪及对侧肢体痉挛性瘫痪，病变部位位于	脑干损伤（交叉瘫）
9	对侧偏瘫，对侧偏身感觉减退及对侧同向偏盲，病变部位位于	内囊损伤（三偏征）
10	节段性弛缓性瘫痪，无感觉障碍，瘫痪呈节段性分布，病变部位位于	脊髓前角运动细胞
11	四肢硬瘫，病变部位位于	颈膨大以上
12	上肢软瘫、下肢硬瘫，病变部位位于	颈膨大（$C_5 \sim T_1$）
13	上肢正常、下肢硬瘫，病变部位位于	胸髓损伤
14	上肢正常、下肢软瘫，病变部位位于	腰膨大（$L_1 \sim S_2$）
15	会阴部麻木、二便失禁，四肢感觉、运动正常，病变部位位于	脊髓圆锥损伤
16	同侧深感觉和运动障碍，对侧浅感觉障碍	脊髓半切综合征（Brown-Sequard 综合征）
17	控制咽喉部的肌肉的神经核团是	疑核
18	瞳孔散大，对光反射及调节反射消失	动眼神经受损
19	腰椎穿刺手术通常在第几腰椎间隙进行	$L_{3 \sim 4}$
20	面神经瘫（Bell 麻痹）= 额纹消失 + 眼裂不能闭合 + 鼻唇沟消失 + 口角偏向健侧	面神经瘫
21	面神经瘫确诊检查首选是	肌电图
22	面神经瘫的首选药物是	糖皮质激素、维生素 B 族类、抗生素或抗病毒药物
23	三叉神经痛 = 面部剧烈电击样疼痛 + 扳机点、触发点	三叉神经痛

24	口角歪向患侧，角膜反射消失	三叉神经痛表现
25	三叉神经痛的确诊检查是	肌电图
26	三叉神经痛首选的药物是	卡马西平
27	吉兰-巴雷综合征=上感史+肢体对称性无力+感觉正常或略减退+二便正常	吉兰-巴雷综合征
28	Fisher综合征=眼外肌麻痹、共济失调、腱反射消失	Fisher综合征
29	脑脊液蛋白-细胞分离现象→脑脊液中的蛋白高，细胞正常	脑脊液检查
30	吉兰-巴雷综合征的神经电生理特点是主要	测定神经传导速度
31	吉兰-巴雷综合征的首选治疗是	血浆置换
32	髓外压迫=发病时间较长+肢体疼痛+脊髓杯口状改变	髓外压迫
33	髓内压迫=发病时间短+疼痛不明显+脊髓梭形膨大	髓内压迫
34	脊髓外最常见的肿瘤是	神经鞘膜瘤
35	脊髓内肿瘤最常见的肿瘤是	神经胶质细胞瘤
36	脊髓肿瘤首选的检查是	脊髓MRI
37	视神经脊髓炎=视觉障碍+脊髓功能障碍	视神经脊髓炎
38	急性脊髓炎=上感史+受损平面以下感觉运动丧失+双侧症状或体征	急性脊髓炎
39	帽状腱膜下巨大血肿=头部较大血肿+头皮下波动感	帽状腱膜下巨大血肿
40	帽状腱膜下巨大血肿首选处理方式是	穿刺抽血和局部加压包扎
41	头皮清创时间一般是几小时以内	6～8小时以内，最长不超过24小时
42	颅盖骨骨折=颅骨的X线或CT可以明确诊断	颅盖骨骨折
43	凹陷性骨折如果凹陷深度>1cm需要	手术治疗
44	颅前窝骨折=眼眶部熊猫眼，鼻漏	颅前窝骨折
45	颅中窝骨折=耳漏	颅中窝骨折
46	颅后窝骨折=Battle征（乳突瘀斑）	颅后窝骨折
47	脑震荡=短暂的意识障碍+逆行性遗忘+各种检查阴性	脑震荡
48	脑挫裂伤=意识障碍+头痛、恶心呕吐+脑CT多发散在高密度和低密度区（或者仅仅有散在的高密度区）	脑挫裂伤
49	脑干损伤=患者迅速昏迷+瞳孔改变+生命体征不稳定	脑干损伤

50	硬膜外血肿 = 典型中间清醒期（昏迷—清醒—昏迷）+ 脑 CT 双凸镜高密度影	硬膜外血肿
51	硬膜外血肿主要的损伤血管是	脑膜中动脉
52	硬膜外血肿首选的检查是	颅脑 CT
53	硬膜外血肿合并脑疝首选是	手术治疗
54	硬膜下血肿 = 昏迷进行性加重 + 脑 CT 新月形阴影	硬膜下血肿
55	硬膜下血肿主要的损伤血管是	脑皮质表面的小血管
56	硬膜下血肿首选的检查是	颅脑 CT
57	脑血管病的最常见的病因是	脑动脉粥样硬化
58	短暂性脑缺血发作 = 一过性的意识障碍 +30min 内自行恢复 + 任何检查（−）	短暂性脑缺血发作
59	短暂性脑缺血发作的首选是	阿司匹林
60	脑血栓形成 = 晨起发病（安静起病）+ 肢体感觉、运动障碍无法恢复 + 早期脑 CT 检查（−）	脑血栓形成
61	脑血栓形成首选检查是	颅脑 CT
62	脑血栓形成 6 小时以内首选溶栓药物	尿激酶（链激酶，rt-PA）
63	闭锁综合征→能有眼球上、下运动示意，其余的全部瘫痪，所以病变部位是	双侧脑桥基底部脑血栓形成
64	Weber 综合征→动眼神经和皮质脊髓束受累，表现为同侧动眼神经麻痹和对侧偏瘫，所以病变部位是	中脑基底部脑血栓形成
65	Wallenberg 综合征（延髓背外侧综合征）→眩晕恶心、呕吐及眼震；吞咽困难、构音障碍；病灶侧共济失调（注意没有：运动障碍，即皮质脊髓束不受损），所以病变部位是	延髓脑血栓形成
66	脑栓塞 = 既往有心脏病病史（心脏杂音、心脏颤动）+ 肢体感觉、运动障碍	脑栓塞
67	脑栓塞的治疗首选	抗血小板治疗
68	脑出血最常见病因是	高血压病 + 细小动脉硬化
69	脑出血最容易发生的部位是	基底节的壳核及内囊区
70	脑出血最容易受累的血管是	大脑中动脉的豆纹动脉
71	脑出血 = 激动中发病 + 突发感觉、运动障碍 + 脑 CT 检查高密度影	脑出血
72	脑出血颅脑 CT 的表现为	高密度影
73	脑出血的首选药物是	甘露醇
74	壳核出血≥30ml，小脑出血≥10ml，严重脑室出血；丘脑出血＞15ml	脑出血手术指征
75	蛛网膜下腔出血最常见的病因是	颅内动脉瘤

76	蛛网膜下腔出血 = 剧烈头痛 + 脑膜刺激征阳性 + 血性脑脊液	蛛网膜下腔出血
77	蛛网膜下腔出血首选检查是	颅脑 CT（脑池、裂池、环池高密度影）
78	蛛网膜下腔出血确诊颅内动脉瘤的检查是	数字血管造影技术（DSA）
79	预防蛛网膜下腔出血最有效的方法是	开颅动脉瘤夹闭手术
80	中枢神经系统肿瘤最常见的是	神经胶质瘤
81	老年人最常见的是颅内肿瘤是	转移瘤
82	儿童最常见的是颅内肿瘤是	幕下髓母细胞瘤
83	额叶肿瘤主要表现为	癫痫大发作
84	中央区及顶叶肿瘤主要表现为	局灶性发作
85	颞叶肿瘤早期的临床表现是	伴有幻嗅的精神运动发作
86	枕叶肿瘤早期的临床表现是	视觉障碍
87	脑干肿瘤早期的临床表现是	脑神经受压
88	颅内肿瘤首选的检查方法是	颅脑 MRI
89	生殖细胞肿瘤及淋巴瘤对哪种治疗高度敏感	放疗
90	颅内压升高的三联征 = 头痛、呕吐、视盘水肿	颅内压升高的三联征
91	颅内压升高首选检查的是	颅脑 CT
92	颅内压增高较重首选的药物是	20% 甘露醇
93	颅内压增高时，禁忌行	腰椎穿刺术
94	小脑幕切迹疝 = 颅内压增高 + 头痛、呕吐、视乳头水肿 + 一侧瞳孔改变（先缩小后散大）	小脑幕切迹疝
95	小脑幕切迹疝疝出组织是	颞叶钩回
96	小脑幕切迹疝压迫组织是	动眼神经
97	小脑幕切迹疝首选检查是	颅脑 CT
98	枕骨大孔疝 = 第四脑室肿瘤、占位 + 生命体征不稳定 + 双侧瞳孔散大	枕骨大孔疝
99	枕骨大孔疝疝出组织是	小脑扁桃体
100	枕骨大孔疝压迫的组织是	延髓
101	帕金森病 = 中老年人 + 静止性震颤 + 面具脸 + 写小征	帕金森病
102	帕金森病患者最主要的表现为	静止性震颤
103	> 65 岁的帕金森患者首选的药物是	复方左旋多巴
104	复方左旋多巴药物效果减退时，加用	司来吉兰
105	< 65 岁的帕金森患者首选的药物是	非麦角类药如普拉克索
106	帕金森患者，前列腺肥大禁用	苯海索
107	帕金森患者，肾功能不全、癫痫患者禁用	金刚烷胺
108	帕金森患者，胃溃疡患者禁用	司来吉兰
109	阿尔茨海默病 = 认知功能减退 + 精神行为症状	阿尔茨海默病

110	阿尔茨海默病早期的表现是	近期记忆障碍
111	偏头痛＝额部、颞部血管搏动性头痛＋定位准确、性质明确	偏头痛
112	偏头痛急性期止痛治疗是	非甾体消炎药物
113	偏头痛预防治疗首选药物是	硝苯地平、苯噻啶、普萘洛尔、丙戊酸钠等
114	单纯疱疹性脑炎＝发热＋疱疹＋头痛、昏迷等	单纯疱疹性脑炎
115	Jackson 发作＝抽搐自手指→腕部→前臂→肘部→肩→口角→面逐渐发展＋无意识障碍	Jackson 发作
116	复杂部分发作＝机械重复原来的动作＋意识障碍	复杂部分发作
117	复杂部分发作的病变部位多在	颞叶
118	全面强直－阵挛发作＝意识障碍＋全身强直、抽搐	全面强直－阵挛发作
119	失神发作＝意识障碍＋两眼茫然凝视，呼之不应，事后对发作完全无记忆＋脑电图有棘慢波	失神发作
120	单纯部分、复杂部分性发作首选的药物是	卡马西平
121	全面强直－痉挛发作（大发作）首选的药物是	丙戊酸钠
122	失神发作（小发作）首选的药物是	乙琥胺
123	小儿癫痫首选的药物是	苯巴比妥
124	癫痫持续状态首选的药物是	地西泮
125	重症肌无力＝眼睑下垂＋晨轻暮重＋严重时发生呼吸肌无力	重症肌无力
126	重症肌无力主要是神经－肌肉接头突触后膜上	乙酰胆碱受体受损
127	重症肌无力最早表现是	眼外肌无力
128	电刺激、疲劳试验（Jolly 试验）、新斯的明试验、依酚氯铵试验	重症肌无力的检查
129	重症肌无力首选的治疗是	新斯的明
130	危象和难治的重症肌无力患者	血浆置换
131	重症肌无力导致呼吸肌无力，首选的治疗是	呼吸机机械通气
132	由于抗胆碱酯酶药物剂量不足所致的重症肌无力患者出现	肌无力危象
133	肌无力危象时，首选的药物是	依酚氯铵或新斯的明
134	重症肌无力患者，抗胆碱酯酶药物剂量过量所致	胆碱能危象
135	重症肌无力患者，对抗胆碱酯酶药物不敏感出现严重呼吸困难，依酚氯铵试验无反应	反拗危象
136	周期性瘫痪＝对称性不同程度的无力或完全瘫痪＋下肢重于上肢，近端重于远端＋心电图U波	低钾性周期性瘫痪

137	客观刺激作用于感觉器官所产生对事物**个别属性**的反映,如形状、颜色、大小、重量和气味等（**主观感觉**）	感觉
138	事物的各种**不同属性**反映到脑中进行综合,并结合以往经验在脑中形成的整体的印象（**客观反映**）	知觉
139	体内部产生各种不舒适的或难以忍受的异样感觉,**定位不准确**	**内感性不适**
140	感到骨头里的虫爬感、血管的拉扯感等	**内脏幻觉**
141	对客观事物歪曲的知觉,如杯弓蛇影、草木皆兵等	错觉
142	**无客观刺激而产生的感觉器官的知觉体验**,如幻听、幻视等	**幻觉**
143	**病理性的歪曲信念**	**妄想**
144	常把过往事情发生的时间、地点和情节互相颠倒	错构
145	虚话连篇。当虚构、近事遗忘、定向障碍	虚构
146	一种伴随刺激而出现的幻觉,**特点是同一感官、同时出现、同时消失**	**功能性**幻觉
147	某一感官处于功能状态时,出现涉及另一器官的幻觉	**反射性幻觉**
148	患者看到周围的人或物体的大小、形状方面发生了变化	视物变形症
149	患者感到自己身体的某一部分在大小、形状方面发生了变化	自身感知综合征
150	对时间的快慢出现不正确的感知体验	时间感知综合征
151	患者对周围事物的距离、空间等感知障碍	空间感知综合征
152	患者感到周围的事物**不真实**,犹如**隔了一层窗纱**	**非真实感**
153	语速增快,口若悬河,滔滔不绝→思维奔逸,多见于	**躁狂症**
154	患者自觉脑子变笨,反应慢,思考问题困难→思维迟缓,多见于	**抑郁症**
155	沉默少语,谈话言语空洞单调或词穷句短→思维贫乏,多见于	**精神分裂症**
156	思维的连贯性障碍,即联想概念之间缺乏必要的联系→思维散漫、破裂,多见于	**精神分裂症**
157	患者感到脑内涌现**大量无现实意义、不属于自己的联想**,是被外力强加的→强制性思维,多见于	精神分裂症

158	脑中反复出现的某一概念或相同内容的思维，明知不合理和没有必要，但又无法摆脱，常伴有痛苦体验→强迫思维，多见于	精神分裂症
159	患者坚信周围环境的各种变化和一些本来与他不相干的事物都与他有关系	关系妄想
160	患者坚信自己被某人或某组织破坏	被害妄想
161	患者坚信自己犯了严重错误，罪大恶极	罪恶妄想
162	认为自己得了严重的病或不治之症，经常诉说某些不适，反复就医，经多种检查均不能证实疾病存在的心理病理观念	疑病妄想
163	患者坚信自己被某异性或许多异性钟情	钟情妄想
164	患者无中生有地坚持认为自己的配偶对自己不忠，另有所爱	嫉妒妄想
165	患者毫无依据坚信自己不是父母亲生的虽经过反复解释和证实仍坚信不疑	血统妄想
166	自己的思想、或意志行为受到某种外界力量的控制而身不由己	理性妄想
167	患者认为自己拥有非凡的财富、地位、智慧、权利等	夸大妄想
168	患者感到内心所想的事情虽然没有说出口，也没有用文字书写出来，但已被别人知道	内心被揭露感
169	正性情感活动的明显增强→情感高涨，多见于	躁狂症
170	负性情感活动的明显增强→情感低落，多见于	脑器质性功能障碍
171	对外界刺激缺乏相应的情感反应→情感淡漠，多见于	抑郁症
172	对简单问题给予近似而错误的回答，往往给人以故意或开玩笑的感觉	刚塞综合征（心因性假性痴呆）
173	指对自己精神状态的认识和判断能力	自知力（领悟力或内省力）
174	重性精神障碍的重要标志是	自知力缺乏
175	精神疾病康复的重要指标之一是	自知力恢复
176	患者无意识障碍，智能相对完好，主要表现为近事记忆障碍、定向力障碍和虚构	柯萨可夫综合征（遗忘综合征）
177	急性脑综合征（谵妄）=ICU 的病情垂危的老年患者＋意识障碍＋昼轻夜重＋视错觉和视幻觉较常见	急性脑综合征
178	谵妄主要表现是	意识障碍
179	最常见的症状是记忆减退的疾病是	慢性脑综合征（痴呆）

180	阿尔茨海默病＝近期或者远期记忆障碍＋CT示皮质性脑萎缩＋Hachinski缺血评分（HB）＜4分	阿尔茨海默病
181	阿尔茨海默病最主要表现是	近记忆障碍
182	血管性痴呆＝近期或远期记忆障碍＋夜间精神紊乱，人格改变较少＋CT示皮质性脑血管病＋Hachinski＞7分	血管性痴呆
183 *	躯体疾病最常见抑郁表现的疾病是	库欣综合征
184	躯体疾病主要表现为精神运动性兴奋的疾病是	甲状腺功能亢进
185	躯体疾病主要为抑郁的疾病是	甲状旁腺功能减退症
186	躯体疾病最常见精神障碍是抑郁和焦虑状态的疾病是	糖尿病
187	使用者必须增加剂量方能获得所需的效果	耐受性
188	停止使用药物、减少使用剂量或使用拮抗剂占据受体后所出现的特殊症状	戒断状态
189	单纯戒断反应＝长期饮酒患者＋停酒数小时后出现手、舌或眼睑震颤等	单纯戒断反应
190	震颤谵妄＝长期大量饮酒，突然断酒后约48小时出现震颤和胡言乱语	震颤谵妄
191	癫痫样发作＝多在停酒后12～48小时出现＋四肢抽搐	癫痫样发作
192	Korsakoff综合征＝虚构，记忆障碍，定向障碍	Korsakoff综合征
193	Wernicke脑病（韦尼克脑病）＝维生素B_1缺乏所致，表现为眼球震颤、眼球不能外展和明显的意识障碍	Wernicke脑病
194	Wernicke脑病的首选药物是补充	维生素B_1
195	震颤谵妄患者，镇静首选药物是	苯二氮䓬类
196	震颤谵妄患者，控制精神症状首选药物是	氟哌啶醇
197	戒酒患者出现幻觉、妄想可选用	氟哌啶醇、利培酮等
198	酒增敏药首选药物是	戒酒硫
199	抗酒渴求药首选药物是	纳曲酮
200	精神分裂症患者绝对不会出现的是	意识障碍
201	思维贫乏、情感淡漠、意志减退、孤僻离群、被动退缩	精神分裂症阴性表现
202	思维破裂、思维散漫、思维、情感和行为不协调、关系妄想、被害妄想、木僵、内心被揭露感等	精神分裂症阳性表现
203	精神分裂症＝受到刺激后＋关系妄想、被害妄想＋思维散漫、破裂、贫乏	精神分裂症

204	单纯性精神分裂症 = 青少年 + 阴性症状（思维贫乏、孤僻离群、被动退缩）	单纯型精神分裂症
205	青春型精神分裂症 = 青少年 + 阳性症状（思维破裂、散漫；思维、情感和行为不协调）	青春型精神分裂症
206	偏执型精神分裂症 = 成年人 + 阳性症状（思维破裂、散漫；思维、情感和行为不协调）	偏执型精神分裂症
207	紧张型精神分裂症 = 紧张性兴奋和紧张性木僵交替出现，以木僵多见	紧张型精神分裂症
208	精神分裂症的选择药物治疗的急性治疗期至少	4～6 周
209	精神分裂症的选择药物治疗的巩固治疗期至少	6 个月
210	精神分裂症的选择药物治疗的维持期治疗至少	5 年
211	抗精神分裂症作用机制主要作用部位在	中脑 - 边缘系统
212	第 1 代抗精分症药物主要作用部位是	阻断 D_2 受体
213	第 2 代抗精分症药物主要作用部位是	阻断 D_2 和 5-HT 受体
214	第 1 代抗精分症药物的代表药物是	氯丙嗪、氟哌啶醇
215	第 2 代抗精分症药物的代表药物是	利培酮、奥氮平、氯氮平
216	第 1 代抗精分症药物只是针对哪种症状有疗效	阳性症状
217	第 2 代抗精分症药物针对哪种症状有疗效	阳性和阴性症状都有效
218	抗精分症药物的药物中首选的药物是	利培酮＞奥氮平
219	抗精分症药物的药物中，如果出现肌张力增高、铅管样、面具脸、慌张步态等，此为	锥体外系反应
220	抗精分症药物的药物中，如果出现寒战高热、肌肉强直、意识模糊等，此为	恶性综合征
221	能导致粒细胞减少的抗帕金森的药物是	氯氮平
222	作用于结节 - 漏斗韧带，导致停经 + 泌乳的抗帕金森的药物是	利培酮
223	抑郁症 = "三低"（心境低落、兴趣和愉快感缺失、精力下降）+ "三无"（无望，无助，无价值）+ "三自"（自责，自罪，自杀）	抑郁症
224	情绪低落、兴趣减退、乐趣缺乏、愉快体验缺乏	抑郁症核心症状
225	抑郁症的首选药物是	选择性 5-HT 再摄取抑制剂（SSRIs）
226	选择性 5-HT 再摄取抑制剂（SSRIs）的作用机制是阻断了	5-HT 受体
227	抑郁症的有自杀倾向首选的治疗方法是	电抽搐
228	躁狂症 = 三高症状即心境高涨、思维奔逸、活动增多	躁狂症
229	躁狂症的最核心症状是	随境转移

230	双相障碍 = 躁狂或轻躁狂发作 + 抑郁发作	双相障碍
231	恶劣心境障碍 = 持久的心境低落 + 从不出现躁狂	恶劣心境障碍
232	神经症的特点是症状没有	明确的器质性病变
233	恐惧症 = 表现为对某一特定事物恐怕	恐惧症
234	恐惧症的治疗方法是	系统脱敏
235	惊恐障碍（急性焦虑发作）= 突然发生、不可预测、强烈的惊恐体验，一般历时5～20分钟，伴濒死感和失控感 + 发生地点是急诊室	惊恐障碍
236	惊恐发作急性发作期首选的药物是	苯二氮䓬类药物
237	惊恐发作长期治疗首选的药物是	5-HT再摄取抑制剂
238	广泛性焦虑（慢性焦虑发作）= 对现实过度的担心和忧虑 + 超过了正常限度，没有必要	广泛性焦虑
239	强迫症 = 反复重复一个动作 + 一个思维	强迫症
240	强迫症核心症状是	强迫观念
241	强迫症首选药物是	氟西汀
242	分离（转换）性障碍 = 部分或完全丧失了对过去的记忆（身份意识）+ 躯体感觉及运动障碍	分离（转换）性障碍
243	急性应激障碍 = 精神突然受到强烈刺激而无法接受	急性应激障碍
244	急性应激障碍首要的治疗是	认知行为疗法
245	创伤后应激障碍 = 反复重现创伤性体验 + 场景重现	创伤后应激障碍
246	适应障碍 = 生活环境或社会地位的改变（如移民、出国、入伍、退休等）	适应障碍
247	神经性厌食 = 对"肥胖"的恐惧和对形体的过分关注，拒绝保持与年龄、身高相称的最低正常体重 + 体重严重下降	神经性厌食
248	神经性贪食 = 反复发作性地、不可控制地暴食，但又担心发胖，继之采用自我诱吐等方式以减轻体重 + 体重下降不明显	神经性贪食
249	失眠症 = 早醒、睡眠障碍	失眠症
250	失眠症首选的药物是	苯二氮䓬类药物如艾司唑仑、地西泮
251	失眠症的应用药物原则是	小剂量起始，按需服用
252	夜惊 = 夜间惊醒 + 不能回忆起当时的梦的内容	夜惊
253	梦魇 = 夜间惊醒 + 能回忆起当时的梦的内容	梦魇

二、基础部分

昭昭医考
ZHAOZHAOYIKAO

第一篇 生理学

序号	题眼 / 必考点	答案
1	成年人的体液量约占体重的	60%
2	细胞内液占体重的	40%
3	细胞外液占体重的	20%
4	血浆占体重的	5%
5	组织间液占体重的	15%
6	机体的内环境是	细胞外液
7	通过反射而影响生理功能的一种调节方式	神经调节
8	指体内某些特殊的化学物质通过体液途径而影响生理功能的一种调节方式	体液调节
9	神经调节基本过程是	反射
10	反应速度快，作用部位精确，持续时间短暂	神经调节的特点
11	反应速度慢，作用部位不够精确，持续时间长	体液调节的特点
12	大多数情况下的控制机制是	负反馈
13	①排尿反射；排便反射；分娩过程 ②血液凝固过程；胰蛋白酶原激活的过程 ③排卵前雌二醇引发黄体生成素峰 ④动作电位快速去极化 Na^+ 通道的开放属于	正反馈
14	O_2、CO_2、N_2，类固醇激素、乙醇、水的转运方式属于	单纯扩散
15	K^+、Na^+、Ca^{2+} 的转运方式属于	经通道易化扩散
16	葡萄糖、氨基酸的转运方式属于	经载体易化扩散
17	钠－钾泵（Na^+-K^+-ATP 酶）的转运方式属于	原发性主动转运
18	①小肠黏膜上皮吸收葡萄糖、氨基酸 ②近端肾小管上皮重吸收葡萄糖、氨基酸的转运方式属于	继发性主动转运
19	神经末梢释放神经递质，如神经末梢释放乙酰胆碱的转运方式属于	出胞
20	巨噬细胞吞噬细菌、死亡细胞等的转运方式属于	入胞
21	K^+ 平衡电位（细胞外正内负）为	静息电位（K^+ 外流）
22	Na^+ 平衡电位为	动作电位（Na^+ 内流）
23	细胞膜两侧保持的外正内负的状态（-70mv）	极化
24	静息电位向负值减小的方向变化（-70mv → -10mv）	去极化
25	膜内电位由零变为正值的过程（0mv → +30mv）	反极化

26	极化、反极化后恢复到极化的过程（+30mv → -70mv）	复极化
27	静息电位向负值增大的方向变化（-70mv → -120mv）	超极化
28	能使细胞产生动作电位的最小刺激强度是	阈值
29	衡量细胞兴奋性的大小最好指标是	阈值
30	兴奋性为零，阈值无穷大为	绝对不应期
31	兴奋性恢复，阈值刺激强度＞阈强度（阈上刺激）为	相对不应期
32	兴奋性轻度高于正常，阈值刺激强度＜阈强度（阈下刺激）为	超常期
33	兴奋性轻度低于正常，阈值刺激强度＞阈强度（阈上刺激）为	低常期
34	"全或无"现象、不衰减传播、脉冲式发放	动作电位特点
35	等级性电位、衰减性传导、电位可融合	局部电位特点
36	神经-骨骼肌接头的兴奋传递是何种离子内流导致	Ca^{2+}进入运动神经末梢
37	内环境的理化性质和各种液体成分相对恒定状态	稳态
38	维持细胞内外水平衡的是	晶体渗透压
39	调节血管内外水平衡的是	胶体渗透压
40	无机盐、葡萄糖等晶体物质，主要为NaCl，主要构成	晶体渗透压
41	血浆蛋白等胶体物质，主要为清蛋白，主要构成是	胶体渗透压
42	衰老的红细胞主要因为什么原因被脾脏吞噬	变形能力差
43	衰老的红细胞主要破坏的部位是	脾脏
44	体内游走速度最快的细胞	中性粒细胞
45	早期炎症细胞主要是	中性粒细胞
46	晚期炎症细胞主要是	单核细胞
47	血管损伤后，最先发生改变的是	血管收缩
48	血栓形成最重要的机制是	血管内皮细胞损伤
49	血小板发生不可逆的凝集主要是因为	释放内源性 ADP 和 TXA2
50	维生素 K 依赖性凝血因子是	II、VII、IX、X
51	最不稳定的凝血因子是	V、VIII
52	内皮细胞合成的因子是	III、V
53	不在肝脏合成的凝血因子是	III、IV、V
54	不存在于血浆的凝血因子是	III
55	不是蛋白质的凝血因子是	IV

56	被消耗的凝血因子是	Ⅱ、Ⅴ、Ⅷ、ⅩⅢ
57	最主要的抗凝物质是	抗凝血酶
58	蛋白质 C 系统属于	抗凝系统
59	在体内、体外都发挥巨大的抗凝作用是	肝素
60	指镶嵌在红细胞膜上的一些特异蛋白质或糖脂，在凝集反应中起抗原作用	凝集原
61	指能与红细胞膜上的凝集原起反应的特异性抗体	凝集素
62	供血者的红细胞和受血者的血清进行配合实验	交叉配血主侧
63	受血者的红细胞与供血者的血清做配合实验	交叉配血次侧
64	左心室压力最高是在心脏哪个周期	快速射血期末
65	左心室容积最小是在心脏哪个周期	等容舒张期末
66	左心室容积最大是在心脏哪个周期	心房收缩期末
67	室内压升高最快是在心脏哪个周期	等容收缩期
68	主动脉压力最低是在心脏哪个周期	等容收缩期末
69	主动脉血流量最大是在心脏哪个周期	快速射血期
70	在一个完整的心动周期中，二尖瓣开放始于	等容舒张期末
71	在一个完整的心动周期中，主动脉瓣开放始于	等容舒张期初
72	第一心音出现的时间是	心室收缩期初
73	第二心音出现的时间是	心室舒张期初
74	第三心音出现的时间是	心室快速充盈期末
75	第四心音出现的时间是	心室舒张期晚期
76	一侧心室一次心脏搏动所射出血液量	每搏输出量
77	一侧心室每分钟射出的血液量	每分输出量
78	以单位体表面积计算的心输出量	心指数
79	搏出量占心室舒张末期容积的百分比	射血分数
80	指心室一次收缩射血所做的外功	每搏功
81	指心室每分钟收缩射血所做的功	每分功
82	心室肌细胞动作电位 0 期（去极化过程）的特点是	Na^+ 内流增加
83	窦房结 P 细胞动作电位 0 期（去极化过程）的特点是	缓慢 Ca^{2+} 内流
84	窦房结 P 细胞的主要特点是	4 期自动去极化
85	窦房结成为心脏起搏点的重要基础是什么	4 期自动去极化速度快
86	心肌细胞的有效不应期比较长的生理意义是	心肌不会产生强直收缩
87	心脏的传导系统中，传导最慢的部位	房室结
88	房室延搁的主要意义是	避免心房和心室同步收缩
89	收缩压升高↑、舒张压升高↑、脉压↑	每搏输出量增加
90	收缩压升高↑、舒张压升高↑、脉压↓	心率加快
91	收缩压升高↑、舒张压升高↑、脉压↓	外周阻力增加（小动脉硬化）

92	收缩压升高↑、舒张压升高↓、脉压↑	大动脉管壁的弹性降低
93	机体与外界环境进行物质和气体交换的场所是	微循环
94	心室肌细胞动作电位的 2 期（平台期）特点是	Ca^{2+} 内流，K^+ 外流
95	收缩压 = 心室收缩时，主动脉压升高，在收缩期的中期达到最高值的动脉血压值	收缩压
96	舒张压 = 心室舒张时，主动脉压下降，在心舒末期动脉血压的最低值	舒张压
97	脉压 = 收缩压 − 舒张压	脉压
98	平均动脉压 = 舒张压 +1/3 脉压	平均动脉压
99	参与物质交换的主要血管的部位是	微循环
100	调节器官血流量的主要血管是	微动脉
101	收缩血管最强的物质是	血管紧张素 II
102	呼吸的原动力	呼吸运动
103	呼吸的直接动力	肺内压与大气压差变化
104	呼吸的间接动力	胸内压变化
105	最大呼气末尚存留于肺内不能呼出的气体量是	余气量
106	一次最大吸气后，尽力尽快呼气所呼出的最大气体量是	用力肺活量
107	缓冲呼吸过程中肺泡气 PO_2 和 PCO_2 的变化幅度是	功能余气量（FRC）
108	指一次最大吸气后尽力尽快呼气，在一定时间内所能呼出的气体量	用力呼气量（FEV）
109	评价肺通气功能较好的指标是	用力呼气量（FEV）
110	肺泡通气量 = （潮气量 − 无效腔气量）× 呼吸频率	肺泡通气量
111	真正的有效通气量是	肺泡通气量
112	肺换气是指肺泡与肺毛细血管之间的气体交换	肺换气
113	氧气浓度最高的地方是	肺泡
114	二氧化碳浓度最高的地方是	细胞内液
115	CO_2 运输的主要形式是	碳酸氢盐
116	指血红蛋白实际结合的氧量是	血红蛋白的氧含量
117	指血红蛋白能结合的最大氧量是	血红蛋白的氧容量
118	$PaCO_2$ ↑、2，3-DPG ↑、T ↑、pH ↓	O_2 解离曲线右移
119	中枢化学感受器的生理刺激是	脑脊液和局部细胞外液中 H^+
120	周围化学感受器的生理刺激	低 O_2
121	消化道平滑肌的基本电节律是	慢波电位
122	胰岛 A 细胞分泌的激素是	胰高血糖素
123	胰岛 B 细胞分泌的激素是	胰岛素
124	胰岛 D 细胞分泌的激素是	生长抑素

125	胰岛 PP 细胞分泌的激素是	胰多肽
126	小肠上部 I 细胞分泌的激素是	缩胆囊素（CCK）
127	小肠上部 K 细胞分泌的激素是	抑胃肽
128	小肠上部 S 细胞分泌的激素是	促胰液素
129	胃窦、十二指肠 G 细胞分泌的激素是	胃泌素
130	①促进胃液、胰液、胆汁分泌　②加强胃肠运动、胆囊收缩　③促进消化道黏膜生长　④延缓胃排空	胃泌素的作用
131	促进胰液分泌最强的物质是	缩胆囊素（CCK）
132	胰酶分泌的较多，HCO_3^- 和水分泌的较少	缩胆囊素导致胰酶特点
133	胰酶分泌的较少，HCO_3^- 和水分泌的较多	促胰液素导致胰酶特点
134	①促进胃液、胰液、胆汁、小肠液分泌②加强小肠、大肠运动，抑制胃运动③促进胆囊收缩④促进胰腺外分泌组织生长	缩胆囊素（CCK）
135	①促进胰液（H_2O/HCO_3^-）、胆汁、小肠液分泌②促进胆囊收缩　③抑制胃肠运动　④抑制胃液分泌	促胰液素
136	仅接受神经调控的消化液分泌的是	唾液
137	分泌盐酸和内因子	壁细胞
138	分泌胃蛋白酶原	主细胞
139	酸度很高，胃蛋白酶原含量很高，占总量的 30%	胃的运动头期
140	酸度高，胃蛋白酶原含量低，占总量的 60%	胃的运动胃期
141	酸度低，胃蛋白酶原含量低，占总量的 10%	胃的运动肠期
142	胆汁中最重要的成分是	胆盐
143	胆汁的主要作用是	促进脂肪吸收
144	胰蛋白酶的主要作用是	促进蛋白质吸收
145	胃所特有的运动形式是	容受性舒张
146	紧张性收缩、分节运动、蠕动和移行性复合运动	小肠的运动形式
147	袋状往返运动、多节推进运动、多袋推进运动、蠕动	大肠的运动形式
148	铁的吸收部位	十二指肠及空肠上段
149	维生素 B_{12} 的吸收部位	回肠
150	长链脂肪酸（> 12C）形成乳糜微粒	进入淋巴管
151	中、短链脂肪酸（< 12C）直接	进入血液
152	影响能量代谢的最主要因素是	肌肉活动
153	消耗 1 升氧所产生的热量是	氧热价

154	安静时的产热器官是	肝
155	运动、寒战时产热器官是	骨骼肌
156	调节产热活动的最重要体液因素是	甲状腺激素
157	人体散热主要靠	皮肤
158	安静状态下的散热方式、不接触→辐射散热	向外辐射红外线
159	直接接触→传导散热	冰袋、冰帽等
160	取决于皮肤与周围环境的气温差或风速→对流散热	电风扇、游泳等
161	水分从体表气化时吸收热量→蒸发散热	酒精浴
162	当皮肤温度＜环境温度时最常见的散热方式是	蒸发散热
163	寒战、高热的原因是	体温调定点上移
164	体温调节中枢是由哪个区域控制	视前区－下丘脑前部
165	肾小球有效滤过压＝（肾小球毛细血管静水压＋囊内液胶体渗透压）－（血浆胶体渗透压＋肾小囊内压）	肾小球有效滤过压
166	葡萄糖和氨基酸被肾小管主要的重吸收部位是	近曲小管
167	Na^+ 的重吸收主要受的调节是	醛固酮
168	水的重吸收主要受的调节是	血管升压素
169	HCO_3 是以何种形式重吸收的	CO_2
170	肾小管中对 NaCl 不通透的是	髓袢降支细段
171	肾小管中对水不通透的是	髓袢升支细段、粗段
172	抗利尿激素（ADH）主要的作用部位是	远曲小管和集合管
173	刺激抗利尿激素（ADH）分泌，最主要的机制是	血浆晶体渗透压升高
174	渗透性利尿多见于	糖尿病患者、甘露醇
175	血浆晶体渗透压下降多见于	大量饮清水后多尿
176	体液量增加，渗透压正常多见于	大量饮用 0.9%NaCl 溶液后尿量不少
177	血浆晶体渗透压升高多见于	失水、禁水后少尿
178	血浆晶体渗透压升高多见于	大量出汗、严重呕吐或腹泻后少尿
179	在肾小囊超滤液中的浓度等于血浆浓度；在肾小管既不重吸收，也不分泌的物质，测定肾小球滤过率的是	菊粉
180	有助于测定肾血浆流量的物质是	对氨基马尿酸清除率
181	脊髓休克期，可发生	溢出性尿失禁
182	脊髓休克恢复后，可发生	尿失禁
183	兴奋性突触后电位主要的离子机制是	Na^+ 内流

184	抑制性突触后电位主要的离子机制是	K^+ 外流
185	所有自主神经节前纤维释放的神经递质是	乙酰胆碱
186	多数交感神经节后纤维释放的神经递质是	肾上腺素
187	胆碱能的 M 受体阻断剂是	阿托品
188	胆碱能的 N_1 受体阻断剂是	六烃季铵、美加明
189	胆碱能的 N_2 受体阻断剂是	简箭毒碱、十烃季铵
190	阻断 α_1 受体的物质是	哌唑嗪
191	阻断 α_2 受体的物质是	育亨宾
192	阻断 $\alpha_1 + \alpha_2$ 受体的物质是	酚妥拉明
193	阻断 β_1 受体的物质是	阿替洛尔、美托洛尔
194	阻断 β_2 受体的物质是	心得乐（丁氧安）
195	阻断 $\beta_1 + \beta_2$ 受体的物质是	心得安（普萘洛尔）
196	躯体运动反射的最后公路的物质是	α 运动神经元
197	α 运动神经元主要支配	梭外肌
198	γ 运动神经元主要支配	梭内肌
199	维持姿势最基本反射的是	肌紧张
200	①心率增快　②支气管平滑肌舒张 ③括约肌收缩　④逼尿肌舒张 ⑤瞳孔扩大　⑥血糖升高	交感神经的作用
201	①心率减慢　②支气管平滑肌收缩 ③括约肌舒张　④逼尿肌收缩 ⑤瞳孔缩小　⑥血糖降低	副交感神经的作用
202	瞳孔对光反射的中枢部位是	中脑
203	本身不能单独激发大脑皮质神经元放电，主要是维持和改变大脑皮质兴奋状态的系统是	非特异投射系统
204	存在温度敏感神经元是	视前区－下丘脑前部
205	运动失语症主要发病部位是	Broca 区
206	感觉失语症主要发病部位是	颞上回后部
207	流畅失语症主要发病部位是	Wernicke 区
208	婴幼儿正常脑电，成人熟睡时，脑电图可见	δ 波
209	少年正常脑电，成人困倦时，脑电图可见	θ 波
210	成人安静、闭目、清闲时，脑电图可见	α 波
211	成人活动时，脑电图可见	β 波
212	甲状腺激素的主要的作用部位是	骨、脑
213	①升高血糖 ②向心性肥胖，抑制蛋白质合成 ③保钠保水排钾 ④对儿茶酚胺类激素的允许作用	糖皮质激素的作用
214	睾丸的间质细胞分泌的是	雄激素

215	睾丸的支持细胞分泌的是	抑制素
216	导致排卵的直接因素是	黄体生成素
217	促进卵泡生成和发育的激素是	卵泡刺激素
218	促使乳腺管增殖，乳头、乳晕着色的激素是	雌激素
219	促进乳腺小叶和腺泡发育的激素是	孕激素
220	双相体温，排卵后升高 0.3～0.5℃的激素是	孕激素

第二篇　生物化学

序号	题眼/必考点	答案
1	非极性脂肪族氨基酸	异亮氨酸、亮氨酸、丙氨酸、甘氨酸、脯氨酸、缬氨酸
2	极性脂肪族氨基酸	谷氨酰胺、甲硫氨酸（蛋氨酸）、半胱氨酸、天冬酰胺、丝氨酸、苏氨酸
3	芳香族氨基酸	酪氨酸、苯丙氨酸、色氨酸
4	酸性氨基酸	谷氨酸、天冬氨酸
5	碱性氨基酸	赖氨酸、精氨酸、组氨酸
6	含2个氨基的氨基酸（碱性氨基酸）	赖氨酸
7	含2个羧基的氨基酸（酸性氨基酸）	天冬氨酸、谷氨酸
8	含硫氨基酸	甲硫氨酸（蛋氨酸）、半胱氨酸、胱氨酸
9	亚氨基酸	脯氨酸、羟脯氨酸、焦谷氨酸
10	容易使肽链的走向形成折角的氨基酸	脯氨酸
11	天然蛋白质中不存在的氨基酸	同型半胱氨酸
12	不出现于蛋白质中的氨基酸	瓜氨酸、鸟氨酸
13	在280nm波长有最大吸收峰的氨基酸	色氨酸、酪氨酸
14	无遗传密码的氨基酸	羟脯氨酸、羟赖氨酸、鸟氨酸、同型半胱氨酸
15	生酮氨基酸	赖氨酸、亮氨酸
16	生糖兼生酮氨基酸	异亮氨酸、苯丙氨酸、酪氨酸、色氨酸、苏氨酸
17	支链氨基酸	缬氨酸、异亮氨酸、亮氨酸
18	提供一碳单位的氨基酸	丝氨酸、色氨酸、组氨酸、甘氨酸
19	在某pH溶液中，氨基酸解离成阳离子和阴离子的趋势及程度相等，成为	兼性离子

20	在某 pH 溶液中，氨基酸**呈中性**，此时溶液的 pH 称为该氨基酸的	**等电点**
21	蛋白质 N- 端至 C- 端的**氨基酸排列顺序**是	蛋白质**一级**结构
22	维持蛋白质**一级**结构的主要结构是	**肽键**（本质是**酰胺键**）
23	蛋白质某一段肽链的**局部空间结构**是	蛋白质二级结构
24	维持蛋白质二级结构的主要结构是	**氢键**
25	**α-螺旋、β-折叠、β-转角、无规卷曲**属于蛋白质的几级结构	蛋白质**二级**结构
26	**α-螺旋**的氨基酸侧链伸向螺旋的	**外侧**
27	指整条肽链中**全部氨基酸残基**的**相对空间位置**是	蛋白质**三级**结构
28	蛋白质各个**亚基**的空间排布及亚基接触部位的布局和相互作用是	蛋白质**四级**结构
29	疯牛病**最本质**的病变是	蛋白质**构象**改变
30	在某些物理和化学因素作用下，蛋白质特定的**空间构象被破坏**，有序的空间构象变成无序的空间结构，从而导致其理化性质的改变和生物学活性的丧失，称为	蛋白质**变性**
31	蛋白质**变性**主要是	**二硫键**和**非共价键**的破坏
32	**溶解度降低、黏度增加、结晶能力消失、生物学活性丧失、易被蛋白酶水解**等	蛋白质变性后的表现
33	变性的蛋白质易于沉淀，沉淀的蛋白质并**不一定**变性，凝固的蛋白质**一定**变性	蛋白质变性的特点
34	核酸的**基本**组成单位是	**核苷酸**
35	DNA 的主要**功能**是	生物**遗传信息的载体**并为基因复制和转录提供**模板**
36	RNA 的主要**功能**是	参与遗传信息的**复制**和**表达**
37	DNA 的**碱基**组成有	A、T、G、C
38	RNA 的**碱基**组成有	A、U、C、G
39	组成人体碱基的一共有多少种	5 种（A、T、U、G、C）
40	维持 DNA 的**一级**结构的化学键是	**3'，5'-磷酸二酯键**
41	①**不同生物个体**的 DNA 其碱基组成不同。②**同一个体**不同器官或不同组织的 DNA 具有**相同的碱基组成**③对于一**特定组织的 DNA**，其碱基组分不随年龄、营养状态和环境而变化④对于一个特定的生物体而言，**腺嘌呤 (A) 与胸腺嘧啶 (T) 的摩尔数相等**，而**鸟嘌呤 (G) 与胞嘧啶 (C) 的摩尔数相等**（A=T、C≡G）	DNA **双螺旋**结构的特点

42	脱氧核糖和磷酸基团构成的亲水性骨架位于双螺旋结构的外侧，而疏水的碱基位于内侧	DNA 的二级结构特点
43	人体含量最多的 RNA 是	rRNA
44	人体分子量最小的 RNA 是	tRNA
45	人体种类多的 RNA 是	mRNA
46	人体寿命最短的 RNA 是	mRNA
47	核酸分子吸收紫外线的最大吸收值在	260nm 处
48	维系碱基配对的氢键断裂，并不是多核苷酸链断裂，也就是说不破坏一级结构中核苷酸的序列	DNA 的变性
49	指核酸分子内双链解开 50% 时的温度为	Tm 值也称解链温度（或融解温度）
50	DNA 的 Tm 值与其 DNA 长短以及碱基中的 GC 含量有关。GC 含量越高，Tm 值越高。离子强度越高，Tm 值越高	Tm 值的特点
51	变性的 DNA 在适当条件下，两条互补链可重新配对，恢复原来的双螺旋结构，这一现象称为复性，也称为	退火
52	将不同种类的 DNA 单链或 RNA 放在同一溶液中，只要两种核酸单链之间存在一定程度的碱基配对关系，它们就有可能形成杂化双链，此为	杂交
53	由活细胞产生的、对其底物具有与高度特异性和高度催化效能的蛋白质是	酶
54	由单一亚基构成的酶，如溶菌酶	单体酶
55	由多个相同或不同的亚基以非共价键连接组成的酶	寡聚酶
56	几种具有不同催化功能的酶彼此聚合而成	多酶复合物（多酶体系）
57	在一条肽链上同时具有多种不同催化功能的酶	多功能酶（串联酶）
58	仅含有蛋白质的酶	单纯酶
59	由蛋白质部分和非蛋白质部分共同组成的酶（蛋白质部分称为酶蛋白，非蛋白质部分称为辅助因子）	结合酶
60	酶蛋白主要决定酶促反应的	特异性
61	辅助因子主要决定酶促反应的	性质和类型
62	酶蛋白和辅助因子结合在一起称为全酶；酶蛋白和辅助因子单独存在时均无催化活性，只有全酶才有催化作用	全酶
63	辅酶与酶蛋白的结合疏松可用透析或超滤方法除去	辅酶

64	辅基与酶蛋白结合紧密不能用透析或超滤将其除去，辅基不能离开酶蛋白	辅基
65	烟酰胺腺嘌呤二核苷酸（辅酶Ⅰ）所含的维生素是	维生素PP（烟酰胺或称尼克酰胺）
66	烟酰胺腺嘌呤二核苷酸磷酸（辅酶Ⅱ）所含的维生素是	维生素PP（烟酰胺或称尼克酰胺）
67	黄素腺嘌呤二核苷酸所含的维生素是	维生素B_2（核黄素）
68	焦磷酸硫胺素（或称硫胺素焦磷酸）所含的维生素是	维生素B_1（硫胺素）
69	磷酸吡哆醛所含的维生素是	维生素B_6
70	辅酶A（腺苷等组成，含腺嘌呤）所含的维生素是	泛酸
71	酶分子执行其催化功能的部位是	酶的活性中心
72	指催化相同的化学反应，但酶蛋白的分子结构、理化性质乃至免疫化学性质不同的一组酶。同工酶虽然在一级结构上存在差异，但其活性中心的三维结构相同或相似，故可以催化相同的化学反应	同工酶
73	心肌中含量最高的乳酸脱氢酶（LDH）是	LDH_1
74	肝脏和骨骼肌含量最高乳酸脱氢酶（LDH）	LDH_5
75	心肌中含	CK_2
76	酶的工作原理作用机制都是	降低反应的活化能
77	酶促反应速率为最大速率一半时的底物浓度等于	Km值
78	竞争性抑制时，Km值及Vmax的变化是	Km值增大，Vmax不变
79	非竞争性抑制时，Km值及Vmax的变化是	Km值不变，Vmax降低
80	反竞争性抑制时，Km值及Vmax的变化是	Km值降低，Vmax降低
81	维生素A、D、E和K属于	脂溶性维生素
82	B族维生素（B_1、B_2、PP、B_6、B_{12}、生物素、泛酸和叶酸）、维生素C、硫辛酸属于	水溶性维生素
83	VitA缺乏将导致	夜盲症
84	VitD缺乏将导致	佝偻病
85	VitE缺乏将导致	贫血
86	VitK缺乏将导致	易出血
87	$VitB_1$缺乏将导致	脚气病
88	$VitB_2$缺乏将导致	口角炎、唇炎
89	$VitB_6$缺乏将导致	低色素小细胞性贫血
90	$VitB_{12}$缺乏将导致	巨幼红细胞贫血
91	VitPP缺乏将导致	癞皮病

92	VitC 缺乏将导致	坏血病
93	泛酸缺乏将导致	肢神经痛综合征
94	叶酸缺乏将导致	巨幼红细胞贫血
95	糖酵解过程的终产物是	乳酸
96	糖酵解途径的终产物是	丙酮酸
97	己糖激酶、磷酸果糖激酶 -1、丙酮酸激酶	糖酵解的关键酶
98	三羧酸循环中，产生底物水平磷酸化的是	琥珀酰 CoA → 琥珀酸
99	琥珀酰 CoA →琥珀酸过程中，产生的是	GTP
100	三羧酸循环中，产生的 ATP 数量是	10 个 ATP
101	三大营养物质分解产能的共同通路是	三羧酸循环
102	糖、脂肪、氨基酸代谢联系的枢纽是	三羧酸循环
103	酵母菌在无氧时进行生醇发酵，将其转移至有氧环境，生醇发酵即被抑制，这种有氧氧化抑制生醇发酵（或糖无氧氧化）的现象称为	巴斯德效应
104	磷酸戊糖途径的关键酶是	葡糖 -6- 磷酸脱氢酶
105	磷酸戊糖途径的生理意义是	生成 NADPH
106	糖原合成关键酶是	糖原合酶
107	糖原分解关键酶是	糖原磷酸化酶
108	①葡葡糖 -6- 磷酸酶　②果糖二磷酸酶 -1　③丙酮酸羧化酶（最重要）　④磷酸烯醇式丙酮酸羧激酶	糖异生关键酶
109	肌肉收缩通过糖无氧氧化生成乳酸，乳酸通过细胞弥散进入血液后，再入肝异生为葡萄糖。葡萄糖释入血液后又可被肌摄取，由此构成了一个循环，称为乳酸循环，又称	Cori 循环
110	短期饥饿时，机体主要依靠哪种物质分解补充血糖	肝糖原
111	长期饥饿时，非糖物质通过哪种物质补充血糖	糖异生
112	唯一降低血糖的激素是	胰岛素
113	生物氧化中，Fe-S 及 Cyt 是	单电子传递体
114	生物氧化中，NAD^+、$NADP^+$、FAD、FMN、CoQ 是	同时传递 H、电子
115	氧化磷酸化过程中，每消耗 1/2 摩尔 O_2 所需磷酸的摩尔数是指	P/O 比值
116	NADH 氧化呼吸链生成的能量为	2.5ATP
117	$FADH_2$（琥珀酸）氧化呼吸链生成的能量为	1.5ATP
118	异戊巴比妥、鱼藤酮、粉蝶霉素 A 主要阻滞的部位是	复合体 I
119	萎锈灵主要阻滞的部位是	复合体 II
120	抗霉素 A、黏噻唑菌醇主要阻滞的部位是	复合体 III

121	CN$^-$（氰化物）、N$_3^{3-}$ 主要阻滞的部位是	复合体Ⅳ
122	CO（一氧化碳）主要阻滞的部位是	复合体Ⅳ
123	解偶联剂阻断 ADP 的磷酸化过程，解偶联剂是	二硝基苯酚（DNP）
124	① NTP，NDP；② 1,3-二磷酸甘油酸、磷酸烯醇式丙酮酸； ③磷酸肌酸，乙酰磷酸，氨基甲酰磷酸，焦磷酸，1-磷酸葡萄糖属于	高能磷酸化合物
125	骨骼肌和脑细胞中胞质中脱氢产生的 NADH，经过哪种穿梭机制，进入线粒体进行呼吸	α-磷酸甘油穿梭
126	心肌和肝细胞中胞质中脱氢产生的 NADH，经过哪种穿梭机制，进入线粒体进行呼吸	苹果酸-天冬氨酸穿梭
127	合成脂肪最强的器官是	肝
128	脂肪合成过程中，最主要的关键酶是	脂酰 CoA 转移酶
129	小肠黏膜细胞合成甘油三酯的途径是	甘油一酯途径
130	肝和脂肪组织细胞合成甘油三酯的途径是	甘油二酯途径
131	甘油三酯的合成原料是	甘油和脂肪酸
132	软油酸、油酸、亚油酸、α-亚麻酸及花生四烯酸等	不饱和脂肪酸
133	甘油三酯分解代谢的关键酶是	激素敏感性甘油三酯脂肪酶（HSL）
134	脱氢→加水→再脱氢→硫解	脂肪酸的 β-氧化步骤
135	乙酰乙酸、β-羟丁酸、丙酮	酮体
136	酮体生成的原料是	乙酰 CoA
137	当葡萄糖供应充足时，脑组织优先利用葡萄糖氧化供能；但在葡萄糖供应不足或利用障碍时，酮体可以代替葡萄糖成为脑组织的主要能源物质	酮体的生理意义
138	胆固醇合成的原料是	乙酰 CoA、NADPH、ATP
139	胆固醇主要合成器官是	肝脏
140	胆固醇合成的关键酶是	HMG-CoA 还原酶
141	胆汁酸、类固醇激素、7-脱氢胆固醇、维生素 D$_3$	胆固醇的转化
142	磷脂酰胆碱（卵磷脂）的合成需要是	CDP-乙醇胺
143	磷脂酰乙醇胺（脑磷脂）的合成需要是	CDP-胆碱
144	二磷脂酰甘油（心磷脂）的合成需要是	磷脂酰甘油
145	直径最大的脂蛋白是	乳糜微粒（CM）
146	甘油三酯含量最高的脂蛋白是	乳糜微粒（CM）
147	蛋白质含量最高的脂蛋白是	高密度脂蛋白（HDL）
148	逆向转运胆固醇的脂蛋白是	高密度脂蛋白（HDL）

149	亮氨酸、异亮氨酸、苏氨酸、缬氨酸、赖氨酸、甲硫氨酸（蛋氨酸）、苯丙氨酸和色氨酸	营养必需氨基酸
150	组氨酸、甘氨酸、色氨酸及丝氨酸的分解代谢	一碳单位的来源
151	尿酸合成的关键酶是	氨基甲酰磷酸合成酶Ⅰ、精氨酸代琥珀酸合成酶
152	尿酸合成的3个关键中间产物是	鸟氨酸、瓜氨酸、精氨酸
153	嘌呤从头合成所需要的原料是	CO_2、谷氨酰胺、天冬氨酸、甘氨酸、甲酰基
154	嘧啶从头合成所需要的原料是	天冬氨酸、谷氨酰胺、CO_2
155	嘌呤核苷酸从头合成的大致过程中，是最初合成的是	次黄嘌呤核苷酸（IMP）
156	人体嘌呤分解代谢的终产物是	尿酸
157	胞嘧啶（C）、尿嘧啶（U）的代谢产物是	β–丙氨酸
158	胸腺嘧啶（T）的代谢产物是	β–氨基异丁酸
159	半保留复制、双向复制、半不连续性复制	DNA复制的基本特征
160	DNA复制时，沿着解链方向生成的子链，DNA的合成是连续进行的，这股链称为	前导链
161	复制方向与解链方向相反的子链，DNA的合成是不连续进行的，这股链称为	后随链（随从链）
162	后随链上形成的新的不连续DNA片段称为	冈崎片段
163	原核生物中DNA复制，解开超螺旋，拓扑异构酶Ⅱ又称促旋酶	拓扑异构酶
164	原核生物中DNA复制，辨认复制起始点	Dna A
165	原核生物中DNA复制，解螺旋酶，解开DNA双链	Dna B
166	原核生物中DNA复制，运送和协同Dna B	Dna C
167	原核生物中DNA复制，DNA结合蛋白，稳定已解开的单链DNA	单链结合蛋白（SSB）
168	原核生物中DNA复制，引物酶，催化RNA引物生成	Dna G
169	原核生物中DNA复制，冈崎片段之间的缺口，要靠哪种酶结合	DNA连接酶
170	一种RNA和蛋白质组成的酶	端粒酶
171	提供RNA模板和催化逆转录	端粒酶的意义
172	指在宿主细胞中，逆转录病毒的逆转录酶以病毒RNA为模板，以宿主细胞的4种dNTP为原料催化合成DNA的过程	逆转录
173	指DNA链上碱基的置换，发生在基因的编码区域	碱基错配
174	DNA链中发生碱基脱落而缺失	碱基缺失

175	DNA 链中发生碱基插入	碱基插入
176	DNA 分子内较大片段的交换	重排 / 重组
177	指碱基置换造成了氨基酸编码改变	错义突变
178	指碱基置换造成正常密码子变为终止密码子	无义突变
179	碱基置换不改变氨基酸编码	同义突变
180	原核生物中，位于启动子上游，决定哪些基因被转录的酶是	RNA 聚合酶 α₂
181	原核生物中，与底物 NTP 结合形成磷酸二酯键，催化聚合反应的酶是	RNA 聚合酶 β
182	原核生物中，结合 DNA 模版，双螺旋解链的酶是	RNA 聚合酶 β′
183	原核生物中，辨认起始点，结合启动子的酶是	RNA 聚合酶 σ
184	每一个转录区段可视为一个转录单位，称为	操纵子
185	调控序列中的启动子是 RNA-pol 结合模板 DNA 的部位，也是控制转录的关键部位（转录起始调节区）为	启动子
186	原核生物中，转录起点上游第 35 位核苷酸处（-35 区）的序列是	TTGACA
187	原核生物中，转录起点上游第 10 位核苷酸处（-10 区）的序列是	TATAAT（Pribnow 盒）
188	被转录但是不被翻译成蛋白质的部分	内含子
189	即被转录又被翻译成蛋白质的部分	外显子
190	AUG 被识别为甲硫氨酸和肽链合成起始信号，称为	起始密码
191	UAA、UAG、UGA 不编码任何氨基酸，只作为肽链合成的终止信号，称为	终止密码
192	61 个编码 20 种氨基酸，因此有的氨基酸可由多个密码子编码，这种现象被称为	简并性
193	从细菌到人类都使用同一套遗传密码	通用性
194	由于密码子的连续性，在开放阅读框中发生插入或缺失 1 个或 2 个碱基的基因突变，都会引起 mRNA 阅读框架发生移动，使后续的氨基酸序列大部分被改变，其编码的蛋白质彻底丧失功能，称之为移码突变	连续性
195	转运氨基酸的 tRNA 的反密码需要通过碱基互补与 mRNA 上的遗传密码反向配对结合，但反密码与密码间不严格遵循 Watson-Crick 碱基配对（A-U、G-C）原则，称为	摆动配对
196	氨基酸的活化是首先生成	氨基酰 tRNA

197	在一个生物个体几乎所有细胞中持续表达的是	管家基因
198	指 RNA-pol 结合位点周围的一组转录控制组件，包括转录起始点 + 功能组件（TATA 盒、GC 盒、CAAT 盒）	启动子
199	指远离转录起始点，决定基因的时间、空间特异性表达，增强启动子转录活性的 DNA 序列，发挥作用的方式与方向、距离无关	增强子
200	负性调节元件，可结合特异蛋白因子，对基因转录起阻遏作用	沉默子
201	某基因表达的蛋白作用于另一基因的转录，影响另一基因表达	反式作用因子
202	某基因表达的蛋白作用于自身基因的调节序列，影响自身基因的表达	顺式作用因子
203	分别编码 β-半乳糖苷酶、透酶和乙酰基转移酶，分解利用乳糖	结构基因 Z、Y 和 A
204	能与 I 基因编码的阻遏蛋白结合，使操纵子受阻遏关闭	操纵序列（O）
205	能与 RNA 聚合酶结合	启动序列（P）
206	能与 CAP 结合，发挥转录正性调节作用	CAP 结合位点
207	编码阻遏蛋白，与 O 序列结合发挥转录负性调节	调节基因（I）
208	指细胞间的信息物质，主要是激素	第一信使
209	指细胞内的信息物质，主要是 cAMP、cGMP、Ca^{2+}、IP_3、DAG、Cer	第二信使
210	负责胞核内外信息传递，主要是 DNA 结合蛋白	第三信使
211	基因组内正常存在的基因，其编码产物通常作为正调控信号，促进细胞的增殖与生长的基因是	癌基因
212	存在于生物正常细胞基因组中的癌基因	原癌基因
213	调节细胞正常生长和增殖的基因	抗癌基因或抑癌基因
214	最早发现的肿瘤抑制基因	RB 基因
215	人类肿瘤中发生突变最广泛的肿瘤抑制基因	TP53
216	绝大多数血浆蛋白在哪个脏器合成	肝
217	①维持血浆胶体渗透压　②维持血浆正常 pH 值　③免疫作用　④运输作用　⑤催化作用　⑥营养作用　⑦凝血、抗凝血和纤溶作用	血浆蛋白的功能
218	Fe^{2+} 和琥珀酰 CoA、甘氨酸的最基本原料是	血红素
219	血红素合成的关键酶是	ALA 合酶

第三篇　病理学

序号	题眼／必考点	答案
1	甘油三酯蓄积在肝脏，称为	脂肪肝
2	甘油三酯蓄积在心脏，心肌呈红黄色斑纹，称为	虎斑心
3	浆细胞的胞质网蓄积大量免疫球蛋白，形成	Rusell 小体
4	酒精肝的肝细胞蓄积大量前角蛋白，形成	Mallory 小体
5	良性高血压血浆蛋白渗入血管壁又称细动脉硬化，称为	玻璃样变性
6	一种成熟的细胞转化为另一种成熟的细胞，称为	化生
7	细胞水肿又称气球样变，最常见于	病毒性肝炎
8	细胞自噬溶酶体内未被消化的细胞器碎片残体称为	脂褐素
9	坏死类型中最常见的类型是	凝固性坏死
10	凝固性坏死最常见的器官是	心、肾、脾
11	死亡细胞完全被消化，局部组织快速被溶解	液化性坏死
12	细胞微细结构消失，而组织结构轮廓仍可保存	凝固性坏死
13	液化性坏死最常见的器官是	脑脑、骨髓、胰腺、脂肪
14	彻底的凝固性坏死，镜下坏死部位不见原有组织结构的残影，病灶中脂质较多，坏死区呈黄色、细腻，状似干酪，可见嗜酸性颗粒样物	干酪样坏死
15	干性坏疽最常见的发病部位是	四肢末端
16	湿性坏疽最常见的发病部位是	肠、阑尾、子宫、肺
17	气性坏疽最常见的发病部位是	四肢
18	皮肤、黏膜浅表的组织缺损称为糜烂	糜烂
19	较深的组织缺损称为溃疡	溃疡
20	组织坏死后形成的只开口于皮肤黏膜表面的深在性盲管为窦道	窦道
21	连接两个内脏器官或从内脏器官通向体表的通道样缺损为瘘管	瘘管
22	肺、肾等内脏坏死物液化后，经支气管、输尿管等自然管道排出，所残留的空腔为空洞	空洞
23	活体内单个细胞程序性的细胞死亡表现形式是	凋亡
24	是细胞凋亡形成的重要形态学标志是	凋亡小体
25	肝细胞凋亡是	肝细胞嗜酸性坏死（Councilman 小体）
26	表皮、黏膜细胞、造血细胞、间质细胞属于	不稳定细胞
27	腺细胞，肾小管上皮，原始间叶细胞属于	稳定细胞

28	神经细胞、心肌细胞、骨骼肌细胞属于	永久细胞
29	心衰细胞即吞噬含铁血黄素的巨噬细胞多见于	肺淤血
30	肺淤血	心衰细胞
31	动脉粥样硬化	泡沫细胞
32	尖锐湿疣	挖空细胞
33	细菌性阴道炎	线索细胞
34	巨细胞病毒感染	猫头鹰细胞
35	霍奇金淋巴瘤	R-S细胞
36	结节性淋巴细胞为主型霍奇金淋巴瘤	爆米花细胞
37	结节硬化型霍奇金淋巴瘤	陷窝细胞
38	结核病	朗格汉斯巨细胞
39	风湿病	阿少夫细胞
40	胃癌	印戒细胞
41	成纤维细胞 + 新生薄壁的毛细血管 + 炎症细胞浸润	肉芽组织的构成
42	左心衰导致肺淤血，肺淤血导致的进一步改变为	肺褐色硬化
43	右心衰导致体循环淤血，导致的进一步改变为	槟榔肝
44	血栓头部，以及心瓣膜上疣状赘生物多为	白色血栓
45	血栓体部，血小板小梁、纤维素和大量红细胞多为	混合血栓
46	血栓尾部，纤维素网罗大量红细胞多为	红色血栓
47	主要成分是纤维素多为	透明血栓
48	多见于 DIC 的血栓是	透明血栓
49	SLE 或急性风湿性心内膜炎时二尖瓣闭锁缘上形成的疣状赘生物形成的血栓是	白色血栓
50	二狭、心房颤动时左心房的球形血栓损伤形成的血栓是	混合血栓
51	阻塞血管的异常物质称为	栓子
52	最常见的栓子是	血栓
53	肺动脉栓塞的栓子多来源于	下肢深静脉或右心
54	体循环栓塞的栓子多来源于	左心
55	脂肪栓塞的栓子多来源于	股骨骨折
56	贫血性梗死的最常见部位是	心、肾、脾、脑
57	出血性梗死的最常见部位是	肺、肠
58	炎症的最基本病理变化是	变质、渗出、增生
59	炎症的最基本临床表现是	红、热、肿、痛、功能障碍
60	组胺、缓激肽、5-HT 的作用是	血管扩张
61	组胺、缓激肽、C3a、C5a、P 物质的作用是	血管通透性升高
62	缓激肽、前列腺素 E2（PGE$_2$）的作用是	疼痛
63	IL-1、IL-8、C5a、TNF 的作用是	趋化作用

64	IL-1、IL-6、TNF 的作用是	发热
65	氧自由基、溶酶体酶、NO 的作用是	组织损伤
66	小叶性肺炎属于	化脓性炎
67	白喉、细菌性痢疾、腹膜炎、大叶性肺炎、胸膜炎、心包炎属于疖、痈、蜂窝织炎等属于	纤维素性炎
68	流行性出血热、鼠疫属于	出血性炎
69	伤寒、梅毒、结核病、麻风、肺结节病、风湿病、血吸虫病、异物性肉芽肿属于	肉芽肿炎
70	肿瘤组织结构和细胞形态与相应的正常组织有不同程度的差异为	肿瘤的异型性
71	间皮瘤、神经鞘瘤、纤维瘤、血管瘤、骨母细胞瘤、软骨母细胞瘤、肌母细胞瘤、葡萄胎属于	良性肿瘤
72	精原细胞瘤、骨髓瘤、无性细胞瘤、黑色素瘤、尤文氏瘤、淋巴瘤、鲍文瘤（Bowen）、绿色瘤、白血病、霍奇金病、肾母细胞瘤、神经母细胞瘤、视网膜母细胞瘤、肝母细胞瘤、髓母细胞瘤	恶性肿瘤
73	动脉瘤、迷离瘤、炎性假瘤、结核瘤	不属于肿瘤
74	指异型增生的细胞在形态和生物学特性上与癌细胞相同，常累及上皮的全层，但没有突破基底膜向下浸润，称为	原位癌
75	癌的来源是	上皮组织
76	肉瘤的来源是	间叶组织
77	可见角化珠或癌珠的是	鳞癌
78	癌细胞大小不等，排列成腺样结构的是	腺癌
79	肿瘤呈分叶状，有被膜，质地柔软，切面呈黄色为	脂肪瘤
80	肿瘤切面灰白色，鱼肉状，破坏骨质为	骨肉瘤
81	肝癌、胆管癌的病原体是	华支睾吸虫
82	结肠癌的病原体是	慢性血吸虫
83	宫颈癌的病原体是	人类乳头状瘤病毒 HPV16、HPV18
84	生殖道、喉等部位的乳头状瘤的病原体是	人类乳头状瘤病毒 HPV6、HPV11
85	鼻咽癌、肺癌、霍奇金病、伯基特淋巴瘤的病原体是	EB 病毒
86	T 细胞白血病的病原体是	人类 T 细胞白血病
87	淋巴瘤的病原体是	淋巴瘤病毒 I
88	肝细胞性肝癌的病原体是	HBV、HCV
89	胃低度恶性 B 细胞性淋巴瘤、胃癌的病原体是	幽门螺杆菌（HP）

90	最早肉眼病变，镜下见大量泡沫细胞聚集，来源于巨噬细胞和平滑肌细胞	脂纹
91	高血压是一种细小动脉（肾入球动脉、视网膜动脉）的长期痉挛属于	可逆性改变
92	良性高血压的病理变化是	玻璃样变性
93	恶性高血压（急进型高血压）的病理变化是	纤维素样坏死
94	风湿性心脏病的特征性改变是	Aschoff 小体
95	导致梨形心的是	二狭
96	导致球形心的是	二不全
97	导致靴形心的是	主不全、主狭
98	大叶性肺炎在第几期会出现铁锈色痰	红色肝样变期
99	大叶性肺炎在第几期肺泡中会出现大量中性粒细胞	灰色肝样变期
100	大叶性肺炎患者，肺内炎性病灶中中性粒细胞渗出过少，释放的蛋白酶量不足以溶解渗出物中的纤维素，大量未能被溶解吸收的纤维素被肉芽组织取代而机化称为	肺肉质变
101	肺硅沉着病的典型表现是	硅结节
102	肺硅沉着病最常见的并发症是	肺结核
103	肺癌中出现角化珠的是	鳞癌
104	恶性程度最高，有神经内分泌功能的肺癌是	小细胞肺癌
105	肺癌中可围绕小血管形成假菊形团结构	小细胞肺癌
106	细胞凋亡，是最小范围的坏死→嗜酸性坏死，见于	普通型肝炎
107	仅累及几个肝细胞，散在灶性坏死→点状坏死，见于	普通型肝炎
108	最常见的坏死类型→溶解性坏死，见于	重型肝炎
109	带状坏死→碎片坏死，见于	慢性肝炎
110	为肝细胞带状坏死的融合→桥接坏死，见于	中重度慢性肝炎
111	桥接坏死融合成片→大片坏死，见于	重型肝炎
112	乙型肝炎表面抗原（HBsAg）携带者和慢性肝炎患者的肝组织常可见部分肝细胞质内充满嗜酸性细颗粒物质，胞质不透明似毛玻璃样，故称此种细胞为	毛玻璃样开细胞
113	侵犯黏膜或黏膜下层的癌，病变局限，未侵犯肌层，无淋巴结转移者称为	早期食管癌
114	食管癌中最常见的类型是	鳞癌
115	胃癌仅限于黏膜层和黏膜下层，与黏膜大小和有无淋巴结转移无关，与侵入的深度有关	早期胃癌

116	＜5mm 的胃癌是	微小胃癌
117	＜10mm 的胃癌是	小胃癌
118	隆起型、溃疡型、浸润型、胶样型四型	直肠癌分型
119	胰腺癌中最常见的发生部位是	胰头部
120	胰腺癌最常见组织学类型为	导管腺癌
121	弥漫性大B细胞淋巴瘤；套细胞淋巴瘤；Burkitt淋巴瘤；边缘区淋巴瘤；滤泡性淋巴瘤等	成熟B细胞来源淋巴瘤
122	血管免疫母细胞性T细胞淋巴瘤、外周T细胞淋巴瘤、蕈样肉芽肿、间变性大细胞淋巴瘤等	成熟T/NK细胞淋巴瘤
123	CD10、CD19、CD20、CD79a、PAX5、表面Ig	B细胞及其肿瘤
124	CD2、CD3、CD4、CD7、CD8	T细胞及其肿瘤
125	CD16、CD56	NK细胞及其肿瘤
126	非霍奇金淋巴瘤中最常见的是	弥漫性大B细胞淋巴瘤
127	可出现满天星现象的淋巴瘤是	Burkitt淋巴瘤
128	大红肾、蚤咬肾见于	急性肾小球肾炎
129	急性肾小球肾炎主要增生的细胞是	系膜细胞和内皮细胞
130	病理类型中，出现驼峰状改变的是	急性肾小球肾炎
131	抗肾小球基底膜（GBM）抗体（+），线性荧光	I型急进性肾小球肾炎
132	免疫复合物，大量新月体，颗粒荧光（IgG、C3）	II型急进性肾小球肾炎
133	大白肾见于	膜性肾病
134	轻微病变性肾炎（微小病变、脂性肾病）主要病理改变是	足突细胞消失
135	膜性肾小球肾炎主要病理改变是	基底膜可见钉状突起
136	膜增生性肾小球肾炎（系膜毛细血管性肾炎）主要病理改变是	双轨状
137	IgA肾病最常见的病理改变是	系膜增生性肾炎
138	瘢痕肾见于	慢性肾盂肾炎
139	原发性颗粒性固缩肾见于	原发性高血压
140	继发性颗粒性固缩肾见于	慢性肾小球肾炎
141	结核的典型病变为	结核结节
142	肾细胞癌最常见的是	透明细胞癌
143	膀胱癌最常见的是	移行上皮癌
144	甲状腺癌中，发病率最高的是	乳头状癌
145	甲状腺癌中，预后最好的是	乳头状癌
146	甲状腺癌中，较早发生血行转移的是	滤泡状癌
147	甲状腺癌中，恶性程度最高的是	未分化癌
148	甲状腺癌中，具有内分泌功能的是	髓样癌
149	乳腺癌中，属于非浸润性癌的是	导管内原位癌（又称导管内癌）、粉刺癌

150	指癌细胞突破基底膜，向固有膜间质内浸润，但浸润深度不超过基底膜下 5mm 者	早期浸润癌
151	指癌组织向间质内浸润性生长，浸润深度超过基底膜下 5mm	浸润癌
152	乳腺癌最常见的病理类型是	浸润性导管癌
153	子宫颈癌最常见的病理类型是	鳞状细胞癌
154	病理活检发现有绒毛，绒毛间质高度疏松水肿	葡萄胎
155	病理活检发现水泡状绒毛浸入子宫肌层，有绒毛，绒毛间质高度疏松水肿	侵袭性葡萄胎
156	病理活检发现无绒毛结构，早期血道转移	绒毛膜癌
157	卵巢肿瘤最常见的是	卵巢上皮性肿瘤
158	卵巢肿瘤最常见的上皮性肿瘤是	卵巢浆液性肿瘤
159	卵巢肿瘤最常见的生殖细胞肿瘤是	成熟畸胎瘤
160	婴幼儿卵巢肿瘤最常见类型是	卵黄囊瘤
161	结核结节＝上皮样细胞（类上皮细胞）＋朗汉斯巨细胞＋外周局部聚集的淋巴细胞	结核结节
162	结核病的最基本病变是	干酪样坏死
163	结核病中可以见到	朗汉斯（Langhans）巨细胞
164	由多数上皮样细胞互相融合或一个细胞核分裂胞质不分裂而形成的多核巨细胞，此为	朗汉斯（Langhans）巨细胞
165	原发性肺结核病的好发部位是	肺上叶下部、下叶上部
166	继发性肺结核病的好发部位是	肺上叶尖后段和下叶背段
167	原发性肺结核病常见的播散途径是	淋巴道、血道
168	继发性肺结核病常见的播散途径是	支气管
169	原发性肺结核病未治愈，会播散成为	全肺粟粒性肺结核病
170	浸润型肺结核的好发部位是	肺尖和锁骨下
171	传染性最强的肺结核是	慢性纤维空洞型肺结核
172	肠伤寒好发的部位是	回肠末端
173	肠伤寒最严重的部位是	肠穿孔
174	神经细胞坏死、胶质细胞增生、血管套、液化灶	乙脑的病理改变
175	蛛网膜下腔有大量脓性分泌物	流脑的病理改变
176	日本血吸虫的最严重致病阶段是	虫卵
177	一期梅毒最主要的病理改变是	硬性下疳
178	二期梅毒最主要的病理改变是	皮肤黏膜广泛梅毒疹
179	三期梅毒最主要的病理改变是	树胶样肿
180	尖锐湿疣主要病理改变是	疣状赘生物

第四篇　药理学

序号	题眼／必考点	答案
1	口服的给药途径首关消除的器官是	肝脏
2	临床上最常见的药物消除的特点是	一级消除动力学
3	一级消除动力学药物消除的特点是	恒比消除
4	二级消除动力学药物消除的特点是	恒量消除、恒速消除
5	临床上认为绝大部分药物在体内经过几个半衰期基本消除干净，并且达到血药浓度的稳态	5个
6	由于药物选择性低，药理效应涉及多个器官，当某一效应用作治疗目的时，其他效应就称为	副反应
7	剂量过大或药物在体内蓄积过多时发生的危害性反应是	毒性反应
8	长期用药的患者，突然停药后原有疾病加剧。如长期服用可乐定降压，停后次日血压明显回升是	停药反应
9	治疗指数为	LD50 ／ ED50
10	缩瞳，降低眼内压，调节痉挛	毛果芸香碱主要作用
11	扩瞳，眼内压升高，调节麻痹	阿托品主要作用
12	休克＋肾衰的首选药物是	多巴胺
13	过敏性休克、心脏骤停、支气管哮喘的首选药物是	肾上腺素
14	可延缓局麻药的吸收药物是	肾上腺素
15	先给 α 受体阻滞剂，再给肾上腺素，血压不升反降提示	肾上腺素升压效应的翻转
16	主要用于浸润麻醉、传导麻醉、蛛网膜下腔麻醉和硬膜外麻醉的药物是	普鲁卡因
17	应用最多，起效快、作用强而持久、穿透力强的药物是	利多卡因
18	常用于表面麻醉的药物是	丁卡因
19	不用于浸润麻醉，主要因为其毒性大的药物是	丁卡因
20	治疗癫痫持续状态的首选药	地西泮
21	癫痫失神发作（小发作）的首选药是	乙琥胺
22	癫痫大发作合并小发作的首选药是	丙戊酸钠
23	缓解子痫的首选药是	硫酸镁
24	①允许作用、抗炎作用、抗过敏作用 ②抗休克作用（稳定溶酶体膜、提高机体对细菌内毒素的抵抗力） ③退热作用（严重的中毒性感染） ④刺激骨髓造血、提高中枢性兴奋性、	糖皮质激素的作用 （副作用：骨质疏松、高血压、
25	糖尿病＋高血压，首选药物是	ACEI/ARB

26	尿蛋白 + 高血压，首选药物是	ACEI/ARB
27	心室重构 + 高血压，首选药物是	ACEI/ARB
28	肌酐 ≥ 265umol/L + 高血压，首选药物是	ACEI
29	糖尿病、尿蛋白、心室重构 + 刺激性咳嗽 + 高血压，首选药物是	ARB
30	高血钾 + 高血压，首选药物是	呋塞米
31	低血钾 + 高血压，首选药物是	螺内酯
32	心律快 + 高血压，首选药物是	β 受体阻滞剂 / 维拉帕米
33	心率慢 + 高血压，禁用	β 受体阻滞剂 / 维拉帕米
34	支气管哮喘 + 高血压，禁用	β 受体阻滞剂
35	属于非二氢吡啶类的药物是	维拉帕米 > 地尔硫卓
36	体内、体外均有强大抗凝作用，可使多种凝血因子灭活的药物是	肝素
37	可用于心源性哮喘和支气管哮喘的药物是	氨茶碱
38	痛风 + 高血压，禁用	氢氯噻嗪
39	高血压脑病首选药物是	硝普钠
40	心衰 + 房颤，首选药物是	洋地黄
41	急性左心衰首选药物是	硝普钠 + 呋塞米 + 洋地黄
42	急性左心衰患者消除肺水肿，首选药物是	呋塞米
43	急性左心衰禁用的药物是	β 受体阻滞剂
44	房颤患者转复窦律，首选的药物是	胺碘酮
45	房颤患者控制心室率，首选的药物是	β 受体阻滞剂 / 维拉帕米
46	阵发性室上性心动过速首选药物是	腺苷 / 维拉帕米
47	阵发性室性心动过速首选药物是	利多卡因
48	房室传导阻滞加快传导系统传导的药物是	阿托品
49	稳定型心绞痛首选药物是	硝酸甘油
50	变异型心绞痛首选药物是	钙离子拮抗剂（硝苯地平）
51	ST 段抬高心肌梗死首选药物是	尿激酶
52	重症甲状腺功能亢进、甲状腺危象患者的首选药物是	硫脲类药物
53	糖尿病合并妊娠、手术、感染的患者首选药物是	胰岛素
54	β 内酰胺类抗生素主要抑制哪个结构的合成	细菌细胞壁肽聚糖
55	青霉素最常见的不良反应是	过敏反应
56	青霉素最严重的不良反应是	过敏性休克
57	主要针对革兰阳性菌、革兰阴性菌作用强，对 β-内酰胺酶的稳定性高度稳定的药物是	四代头孢
58	可引起灰婴综合征的抗生素是	氯霉素
59	泌尿生殖道感染首选的抗生素是	喹诺酮类
60	对绿脓杆菌最敏感的药物是	头孢他啶
61	对 β 内酰胺酶最稳定的是	三代头孢

62	通过抑制细胞核蛋白体，从而抑制细菌蛋白质合成的抗生素是	大环内酯类作用机制
63	抑制细菌蛋白质合成的抗生素是	氨基糖苷类抗生素
64	氨基糖苷类抗生素对耳毒性最大的是	阿米卡星
65	氨基糖苷类抗生素对肾毒性最大的是	庆大霉素
66	主要作用是干扰细菌蛋白质的合成，属于抑菌剂的是	四环素类药物
67	喹诺酮类抗生素杀灭 G⁻ 菌通过抑制	细菌 DNA 回旋酶
68	喹诺酮类抗生素杀灭 G⁺ 菌通过抑制	细菌拓扑异构酶

第五篇　免疫学

序号	题眼 / 必考点	答案
1	识别、清除大分子异物，维持自身稳定，并抵抗病原微生物的侵袭称为	免疫
2	机体对抗原刺激的反应是	免疫应答
3	中枢免疫器官是	胸腺和骨髓
4	周围免疫器官是	脾脏和淋巴结等
5	先天性免疫如单核－巨噬细胞、自然杀伤细胞、中性粒细胞属于	固有免疫（非特异性免疫）
6	获得性免疫即淋巴细胞包括 T 淋巴和 B 淋巴细胞，属于	特异性免疫
7	免疫的三大生理功能	免疫防御、免疫自稳、免疫监视
8	能与（T、B）细胞的 TCR 或 BCR 结合，使其增殖、分化，产生抗体或致敏淋巴细胞并与之结合发挥免疫效应的物质是	特异性免疫
9	产生抗体或致敏淋巴细胞的能力为	免疫原性
10	与产生抗体或致敏淋巴细胞结合的能力为	免疫反应性
11	抗原表位（抗原决定簇）决定了	抗原特异性
12	既有免疫原性又有抗原性称为	完全抗原
13	只有抗原性而无免疫原性称为	半抗原
14	胸腺依赖性抗原（TD-Ag）刺激 B 细胞产生抗体时依赖	T 细胞
15	接刺激 B 细胞产生 IgM 类抗体，不依赖 T 细胞，无免疫记忆的是	胸腺非依赖性抗原（TI-Ag）
16	眼晶腺蛋白、甲状腺球蛋白、精子等属于	自身抗原

17	只需极低浓度即可非特异性激活多克隆 T 细胞的是	超抗原
18	预先或与抗原同时注入机体可增强机体对该抗原的免疫应答能力或改变免疫应答类型的非特异性免疫增强物质为	佐剂
19	B 细胞分化发育的场所是	骨髓、胸腺
20	发生再次体液免疫应答的主要部位是	骨髓
21	T 细胞分化成熟的场所是	胸腺
22	既是淋巴器官又有免疫功能，T 细胞分化、发育、成熟的中枢免疫器官是	胸腺
23	导致细胞免疫功能和体液免疫功能缺陷是	胸腺发育不全或缺失
24	T 淋巴细胞表面标志分化是	抗原（CD3、CD4、CD8、CD28）
25	CD4⁺T 细胞识别抗原体是	MHC Ⅱ类分子
26	CD8⁺T 细胞识别抗原体是	MHC Ⅰ类分子
27	B 淋巴细胞特异性标志是	CD20
28	NK 细胞不特异性识别受体，能杀伤与 IgG 抗体结合的靶细胞，这种杀伤作用称为	抗体依赖细胞介导的细胞毒作用（ADCC）
29	能摄取、加工处理抗原，将抗原信息递呈给 T 淋巴细胞的细胞是	抗原提呈细胞
30	两条相同 H 链和两条相同 L 链借链间二硫键连接是	Ig 的基本结构
31	同一种属所有正常个体 Ig 分子共同的抗原特异性标志是	Ig 的同种型
32	分泌型（sIg）和膜型（mIg）是	Ig
33	血清中含量最高，唯一通过胎盘的免疫球蛋白是	IgG
34	最大的 Ig、最早出现的 Ig 是	IgM 分子量
35	引发 Ⅰ 型超敏反应是	IgE
36	作为 B 细胞分化成熟的标志是	mIgD
37	补体系统的经典激活途径是	C4b2b、C4b2b3b
38	补体系统的替代（旁路）途径是	C3bBb、C35Bb3b
39	补体系统的 MBL 途径是	C4b2b、C4b2a3b
40	成功用于慢性乙肝、AIDS 的治疗是	IFN-α
41	活化的 Th1 细胞产生，免疫调节作用为主是	IFN-γ
42	感染并破坏 CD4⁺Th 细胞是	HIV
43	对 CD8⁺T 细胞的识别起限制作用是	HLA Ⅰ类
44	对 Th 识别起限制作用是	HLA Ⅱ类与 CD4 结合
45	与强直性脊柱炎相关是	HLA-B27

46	外来抗原诱导抗原特异性 B 细胞活化、增殖，并最终分化为浆细胞，产生特异性抗体，存在于体液中，发挥重要的免疫效应作用是	特异性体液免疫应答
47	最易诱导免疫系统耐受的时期是	胚胎期
48	药敏性休克、支气管哮喘、枯草热、食物过敏症、湿疹等属于	Ⅰ型超敏反应
49	输血反应、新生儿溶血症、药敏性血细胞减少症属于	Ⅱ型超敏反应
50	Arthus 反应、血清病、肾小球肾炎、类风关属于	Ⅲ型超敏反应
51	接触性皮炎、结核属于	Ⅳ型超敏反应
52	脑、睾丸、眼球、心肌和子宫抗原属于	隐蔽抗原
53	X-性连锁低丙球血症属于	B 细胞缺陷疾病
54	最常见的原发性 B 细胞缺陷病，又称 Bruton 病是	X 性联无丙种球蛋白血症
55	DiGeorge 综合征属于	T 细胞缺陷
56	X-性连锁重症联合免疫缺陷病，腺苷脱氨酶缺陷，属于	联合免疫缺陷
57	白细胞黏附缺陷，粒细胞减少症，慢性肉芽肿病属于	吞噬细胞缺陷
58	阵发性夜间血红蛋白尿，遗传性血管神经性水肿属于	补体系统缺陷
59	最常见的排斥反应是	急性排斥反应

第六篇　微生物学

序号	题眼/必考点	答案
1	形态微小、数量众多、结构简单，只能借助于显微镜才能看到的是	微生物
2	仅含有一种 RNA 或 DNA 包括病毒、朊粒是	非细胞型微生物
3	细菌、线粒体、立克次体、螺旋体、支原体、衣原体属于	原核细胞型微生物
4	只有细菌和立克次体有细胞壁并且有的物质是	肽聚糖
5	真核细胞型微生物是	真菌
6	细菌的三种形态是	球菌、杆菌、螺形菌
7	细胞壁、细胞膜、细胞质、核质是	细菌的基本结构
8	荚膜、鞭毛、菌毛和芽孢是	细菌的特殊结构

9	抑制 G⁺ 菌肽聚糖的五肽交联桥是	青霉素和头孢菌素
10	水解聚糖骨架的 β-1,4 糖苷键，发挥抗菌作用是	溶菌酶
11	抑制四肽侧链的连结是	万古霉素
12	白喉棒状杆菌、鼠疫耶尔森氏菌和结核分枝杆菌等所特有的胞质颗粒，由 RNA 和偏磷酸盐构成，经亚甲蓝染色呈紫色，称为	异染颗粒
13	具有粘附宿主细胞核抗吞噬等致病作用，具有侵袭力的是	荚膜
14	运动器具有抗原性并与致病性有关的是	鞭毛
15	促使细菌粘附于宿主细胞表面而致病的是	普通菌毛
16	杀死芽胞的方法是	灭菌指标
17	细胞核外主要的遗传物质是	质粒
18	与细菌耐药密切相关的是	质粒
19	灭菌最有效的方法是	高压蒸汽
20	引起人体发热的物质是	热原质
21	细菌产生的一类具有抗菌作用的蛋白质是	细菌素
22	杀灭物体上环境中的病原微生物，不一定杀灭芽胞的是	消毒
23	灭菌方法为温度 121.3℃，15 ～ 20 分钟的是	高压蒸汽灭菌法
24	可靠而又简便易行，为首选的灭菌方法是	热力灭菌效果
25	以波长 265 ～ 266nm 杀菌作用最强，仅适用于直射物品表面消毒及对空气的消毒，不能用于微生物的灭活处理是	紫外线消毒
26	可杀灭芽胞在内所有微生物，如戊二醛、甲醛、环氧乙烷、过氧乙酸等是	高效消毒剂
27	杀灭细菌繁殖体、真菌、病毒，不能杀灭芽胞，如碘酊、碘伏、乙醇及异丙醇等是	中效消毒剂
28	可杀灭多种细菌繁殖体，但不能杀灭结核分枝杆菌及芽胞和抵抗力较强的某些真菌和病毒。如氯已定（洗必泰）、苯扎溴铵（新洁尔灭）、高锰酸钾等是	低效消毒剂
29	侵袭细菌、真菌、螺旋体和支原体等微生物的病毒，只含有一种核酸 DNA 或 RNA 是	噬菌体
30	细菌染色体上的噬菌体基因是	前噬菌体
31	细菌产生耐药性的主要原因之一是	R 质粒转移
32	菌群失调的主要原因是	抗生素滥用
33	细菌的致病性取决于	细菌的毒力、侵入数量、部位

34	外毒素主要为 G^+ 菌产生的；内毒素主要为 G^- 菌产生的	外、内毒素
35	外毒素化学成分是	蛋白质
36	内毒素化学成分是	脂多糖
37	外毒素可以经甲醛处理脱毒成类毒素，内毒素不能是	抗原性
38	病原菌入血，未大量繁殖和引起严重临床表现是	菌血症
39	原菌不入血，外毒素入血，使机体致病是	毒血症
40	病原菌入血大量繁殖并产生毒素，引起全身中毒症状是	败血症
41	化脓性细菌入血并大量繁殖，引起严重的中毒症状，并通过血流扩散产生新的化脓病灶是	脓毒血症
42	细菌学诊断的金标准是	病原学检测
43	链球菌主要的毒力因子是	荚膜
44	菌毛、脂寡糖、IgA$_1$ 蛋白酶、外膜蛋白是	淋病奈瑟菌的致病物质
45	肠出血性大肠埃希菌病原体是	EHEC O$_{157}$：H$_7$
46	无芽胞、无荚膜的细菌是	霍乱弧菌
47	副溶血性弧菌主要存在于	海产品中
48	破伤风痉挛毒素主要侵犯	脊髓前角运动细胞
49	破伤风主要神经外毒素为	肉毒素
50	经抗酸染色镜下位红色的略带弯曲的细长杆菌是	结核分枝杆菌
51	布鲁氏菌，鼠疫耶尔森氏菌、炭疽芽胞杆菌属于	动物源性细菌
52	布鲁氏菌临床表现为	波浪热
53	由带菌的鼠蚤叮咬而受染的是	人类鼠疫
54	引起人类原发性非典型性肺炎的主要病菌是	肺炎支原体
55	主要引起非淋菌尿道炎的重要病原体是	解脲脲原体
56	对四环素和氯霉素等抗生素敏感的是	立克次体
57	鸽粪是主要传染源的是	新生隐球菌
58	超敏反应不包括的是	Ⅰ型
59	孕妇在孕期 4 个月内感染风疹病毒，易引起的是	垂直感染
60	引起心肌炎、心包炎、人病毒性心肌炎的是	柯萨奇 B 组病毒
61	由新型肠道病毒 71 型感染引起的是	儿童手足口病
62	传染性海绵状脑病的是	朊粒病

第七篇　解剖学

序号	题眼／必考点	答案
1	长骨、短骨、扁骨、不规则骨	骨的分类
2	由骨质、骨膜和骨髓构成	骨
3	颅盖各骨内、外板间的骨松质称为	板障
4	除第 1、2 颈椎外，其他颈椎体上面的侧缘向上突起形成椎体钩，此钩可与上位椎体下面的侧缘相接形成	钩椎关节
5	关节的基本结构是关节面、关节囊、关节腔	关节的基本结构
6	有防止脊柱过度后伸和椎间盘向前脱出的作用	前纵韧带
7	有限制脊柱过度前屈的作用	后纵韧带
8	第 8～10 肋软骨的前端不直接与胸骨相连，而依次与上位肋软骨形成软骨连结，构成	左、右肋弓
9	消化管中最狭窄的部分是	食管
10	以脐与右髂前上棘连线的中、外 1/3 交点	McBurney 点
11	肛管内面有 6～10 条纵行的黏膜皱襞称	肛柱
12	鼻中隔前下部有一易出血区，此区血管丰富且表浅，受外伤或干燥空气刺激，血管易破裂出血	易出血区
13	气管杈内面有一向上突出的半月形纵嵴，是支气管镜检查的定位标志，此为	气管隆嵴
14	胸膜腔的最低点是	肋膈隐窝
15	两侧输尿管口与尿道内口之间的三角形区域称为	膀胱三角
16	两侧输尿管口之间的黏膜形成一横行的皱襞，称	输尿管间襞
17	尿道内口、尿道膜部及尿道外口	尿道 3 个狭窄
18	尿道前列腺部、尿道球部及尿道舟状窝	尿道 3 个扩大
19	网膜囊与腹膜腔之间的唯一通道是	网膜孔
20	起自足背静脉弓的内侧端，经内踝前方，沿小腿内侧伴随隐神经上行，穿隐静脉裂孔注入股静脉为	大隐静脉
21	在视神经盘颞侧的稍下方约 3.5mm 处有一淡黄色区域称黄斑，其中央有一凹陷，此处无血管，是视网膜感光最敏锐的部位，此为	中央凹
22	睫状肌收缩，睫状环缩小，使睫状小带松弛，晶状体则由于本身的弹性回缩而变凸	视近物时

23	睫状肌舒张，睫状环舒张，使睫状小带紧张，晶状体变平	视远物时
24	位于尾状核、豆状核和丘脑之间的结构是	内囊
25	额下回后部，靠近中央前回口部区又称 Broca 区，称为	运动性语言中枢
26	Wernicke 失语的病变部位位于	颞上回后部
27	远侧部、结节部和中间部	腺垂体的分部
28	神经、漏斗部和正中隆起	神经垂体的分部

第八篇　病理生理学

序号	题眼 / 必考点	答案
1	能加强病因的作用而促进疾病发生发展的因素是	诱因
2	有些因素与特定疾病的发生发展明显相关，但又不宜归类于上述病因，被称为	危险因素
3	全脑功能（包括大脑、间脑和脑干）不可逆的永久性丧失以及机体作为一个整体功能的永久性停止是	脑死亡
4	当毛细血管血液中脱氧血红蛋白浓度达到或超过 5g/dl 时，皮肤和黏膜呈青紫色，称为	发绀
5	贫血患者皮肤、黏膜呈	苍白色
6	CO 中毒患者皮肤、黏膜呈	樱桃红色
7	高铁血红蛋白血症患者，皮肤、黏膜呈	棕褐色（咖啡色）
8	来自体外的致热物质称为	外致热原
9	常见的发热原因是	革兰氏阳性细菌
10	体温调节中枢位于	POAH
11	应激时分泌的激素主要是	糖皮质激素
12	低血容量性休克的典型临床表现为三低一高	中心静脉压、心排血量及动脉血压降低而外周阻力增高
13	失血量超过总血量的多少会很快导致死亡	45% ～ 50%

三、人文医学

昭昭医考
ZHAOZHAOYIKAO

第一篇 心理学

序号	题眼 / 必考点	答案
1	现代的医学模式为	生物 - 心理 - 社会医学模式
2	临床心理学、神经心理学、健康心理学	医学心理学的分类
3	心身统一的观点、社会影响的观点、认知评价的观点、情绪作用的观点、个性特征的观点	医学心理学的基本观点
4	面对同样的社会应激,有的人得病,难以适应,有的人则"游刃有余",很快渡过"难关",此为	个性特征的观点
5	观察法、调查法、测验法、个案法、相关法、实验法	心理学研究的基本方法
6	构造主义的代表人物是	冯特
7	功能主义的代表人物是	詹姆士
8	行为主义的代表人物是	华生
9	精神分析的代表人物是	弗洛伊德
10	人本主义的代表人物是	罗杰斯、马斯洛
11	认知心理学的代表人物是	奈瑟尔
12	整体性、恒常性、意义性和选择性是	知觉具有的特征
13	心理活动的认识过程是	思维
14	心理活动或意识对一定对象的指向或集中的现象是	注意
15	情感可在情绪中反映是	情绪
16	知识的内容遗忘最快发生在记忆后的是	第1天
17	双避冲突、双趋冲突、趋避冲突、多重趋避冲突	心理冲突的类型
18	生理的需要(最低层次)→安全的需要→归属和爱的需要→尊重的需要→自我实现的需要(最高层次)	马斯洛需要层次论
19	在一个人的面前同时有两个具有同样吸引力的目标,而引起同样程度的动机,但必须从中抉择其一时发生的心理冲突。"鱼与熊掌不可兼得"属于	趋 - 趋冲突("双趋冲突")
20	一个人同时面临着两件不欢迎或令人讨厌的事物,产生同等的逃避动机,要回避其一就必然遭遇另一件时产生的心理冲突。"前遇断崖,后有追兵"属于	避 - 避冲突("双避冲突")
21	一个人对同一目标采取矛盾的态度,既向往(喜欢)又拒绝(厌恶)时发生的心理冲突。"婚姻是围城"属于	趋 - 避冲突

22	必须在两个或两个以上的各有优缺点的事物或目标间抉择时产生的心理冲突属于	双重或多重趋－避冲突
23	兴奋性高而不强，高级神经活动类型为活泼，属于	多血质
24	兴奋性低而强烈，高级神经活动类型为安静，属于	黏液质
25	兴奋性高而强烈，高级神经活动类型为兴奋，属于	胆汁质
26	兴奋性高而体验深，高级神经活动类型为抑制，属于	抑郁质
27	竞争性强、时间紧迫感、办事急躁、具有敌意等，与冠心病等心血管疾病的发病有关，属于	A型行为
28	与A型相反，减少冠心病发生的抗应激人格，属于	B型行为
29	过度的性格克制、过分合作、谨慎，过度社会化、情绪表达障碍，体内的免疫功能抑制，导致肿瘤发生，属于	C型行为
30	心理社会因素参与的躯体疾病是	心身疾病
31	原发性高血压、冠心病、胃溃疡、十二指肠溃疡、神经性厌食症、支气管哮喘、偏头痛、甲状腺功能亢进、糖尿病、痛经、月经不调、更年期综合征、癌症、肥胖症等，均属于	心身疾病
32	调查法、观察法、会谈法、作品分析法、心理测验法及临床评定量表法	心理评估常用方法
33	测量应采用公认的标准化工具；施测方法要严格根据测验指导手册的规定执行；要有固定的施测措施	标准化原则
34	测验的内容、答案及计分方法只有作此项工作的有关人员才能掌握，决不允许随意扩散，更不允许在出版物上公开发表	保密原则
35	对结果的解释要符合受试者的实际情况	客观性原则
36	指一个检测工具在对同一对象的几次测量中所得结果的一致程度	信度
37	指一个测量工具能够测量出其所要测量东西的真实程度	效度
38	测验取样的平均值，即正常的或平均的成绩	常模
39	韦克斯勒智力量表（WISC）；比奈西蒙智力量表	智力量表

40	明尼苏达多项人格调查表（MMPI）；卡特尔16项人格因素问卷（16PF）；艾森克人格问卷（EPQ）	人格测验
41	洛夏墨迹实验；主题统觉实验；神经心理学测验	投射性测验
42	90项症状自评量表（Scl-90）；抑郁自评量表（SDS）；焦虑自评量表（SAS）	精神症状评定量表
43	患者能不断接受医生提供的各种信息，逐步建立治疗动机，并能无保留地吐露个人心理问题的细节，此为	真诚原则
44	心理治疗往往涉及患者的各种隐私，要保密，此为	保密原则
45	不能替患者作任何选择，而应保持某种程度的"中立"；例如当遇到来访者询问："我应该离婚吗？"等问题时，要让来访者自己做决定，此为	中立原则
46	不宜在熟人之间做此项工作；亲人与熟人均应在治疗中回避，此为	回避原则
47	按一定的练习程序，学习有意识地控制或调节自身的心理生理活动，以降低机体唤醒水平，调整因紧张刺激而紊乱的功能，属于	放松训练法
48	在为一名强迫症病人的治疗中，医生鼓励病人回忆从童年起所遭受的精神创伤与挫折，帮助他重新认识，建立起现实性的健康心理，属于	自由联想疗法
49	以精神分析理论为基础的疗法，属于	自由联想疗法
50	以行为主义理论为基础的疗法，属于	系统脱敏疗法
51	以人本主义理论为基础的疗法，属于	询者中心疗法
52	人的心理活动的深层结构，是不能被人意识到的，属于	潜意识（无意识）
53	人类的本能及原始冲动，属于	潜意识（无意识）
54	人类心理原动力所在，属于	潜意识（无意识）
55	医患关系的本质是	契约模式
56	麻醉、严重外伤、昏迷、谵妄等，医患关系属于	主动－被动
57	急性感染过程等，医患关系属于	指导－合作
58	大多数慢性疾患，医患关系属于	共同参与
59	注意倾听、体会患者的感受、善用问句引导话题、及时和恰当的反应、抓住主要问题	言语沟通
60	面部表情、身段表情、目光接触、人际距离、语调表情	非言语沟通

61	信息缺乏或不足、沟通障碍、回忆不良、同情心不够、依从性差	医患关系中存在问题
62	医生诊断为有病，但本人否认自己有病，根本没有或不愿意识到自己是患者属于	角色行为缺如
63	同一个体常常承担着多种社会角色，当患病并需要从其他角色转化为患者角色时，患者一时难以实现角色适应属于	角色行为冲突
64	由于更强烈的情感需要，不顾病情而从事力所不及的活动，表现出对病、伤的考虑不充分或不够重视属于	角色行为减退
65	对承担原来的社会角色恐慌不安，安心于已适应的患者角色现状，或者自觉病情严重程度超过实际情况，小病大养属于	角色行为强化
66	患者出现行为异常，如对医务人员的攻击性言行，病态固执、抑郁、厌世、以致自杀等属于	角色行为异常

第二篇　伦理学

序号	题眼／必考点	答案
1	医学伦理学是研究医德的一种	规范伦理学
2	我国医学伦理学主要是研究什么的学科	医学实践道德
3	①医务人员与患者之间的关系 ②医务人员与医学发展之间的关系 ③医务人员与社会之间的关系 ④医务人员相互之间的关系	医学伦理学的研究内容
4	美德论的代表人物是	亚里士多德
5	义务论的代表人物是	康德
6	效果论的代表人物是	边沁
7	不考虑行为的效果，只看行为是否符合道德"应当"的行为规范的形式，此为	义务论
8	不伤害原则、为病人利益原则、保密原则已成为西方医德传统的核心，此为	《希波克拉底誓言》
9	"大医精诚论"是古代医学伦理思想形成的重要标志，此为	孙思邈《备急千金要方》
10	《伤寒杂病论》的作者为	张仲景
11	《物理论》的作者是	杨泉
12	《备急千金要方》的作者是	孙思邈

13	《希波克拉底誓言》的作者是	希波克拉
14	患者的隐私权，患者的自主决定权	尊重原则
15	指在诊治、护理过程中不使患者的心身等受到损害	不伤害原则
16	医务人员的行为要与解除患者的痛苦有关；医务人员的行为可能减轻或解除患者的痛苦；对患者利害共存时要使行为给患者带来最大利益和最小危害；医务人员的行为使患者受益而不会给他人带来太大的伤害等	有利原则
17	公正地分配卫生资源	公正原则
18	以人为本，践行宗旨；遵纪守法，依法执业；尊重患者，关爱生命；优质服务，医患和谐；廉洁自律，恪守医德；严谨求实，精益求精；爱岗敬业，团结协作；乐于奉献，热心公益	《医疗机构从业人员行为规范》
19	①执业权　②报酬权　③学习、科研权④尊严和人身安全权　⑤参与权、建议权⑥特殊干涉权	医务人员的权利
20	①遵守法律、法规，技术操作规范②敬业，遵守职业道德，履行医师职责③关爱、尊重患者，保护患者的隐私④钻研业务，提高专业技术水平⑤从事科学研究，发展医学科学⑥宣传卫生保健知识，对患者进行健康教育	医务人员的义务
21	①平等的医疗权②知情同意权③隐私保护权④损害索赔权⑤医疗监督权	患者的道德权利
22	①配合诊疗恢复②遵守医院规章制度③给付医疗费用④保持和恢复健康⑤支持医学科学发展	患者的道德义务
23	以患者为中心，并把患者的利益放在首位	患者至上原则
24	效果最佳、痛苦最小、耗费最少、安全无害	最优化原则
25	任何检查特别是一些特殊检查必须要取得患者同意	知情同意原则
26	诊疗过程中及以后要保守患者的秘密和隐私	保密守信原则

27	全神贯注、语言得当、耐心倾听、正确引导	询问病史的伦理要求
28	全面系统、认真细致、关心体贴、减少痛苦、尊重患者、心正无私	体格检查的伦理要求
29	综合考虑、目的纯正	辅助检查的伦理要求
30	工作敏捷、作风正派、保证安全、加强协作	医技人员的伦理要求
31	手术前知情同意；手术中精诚团结密切合作；手术后严密观察精于护理	手术伦理要求
32	争分夺秒	临床急救的伦理要求
33	知情同意原则	手术前的伦理要求
34	精密团结、密切合作	手术中的伦理要求
35	减少痛苦、加快康复	手术后的伦理要求
36	医务人员相互合作的基础和前提是	医务人员彼此信任
37	现代临终关怀事业的创立者是	桑德斯
38	对患有不治之症且濒临死亡而又极度痛苦的病人，停止采用人工干预方式抢救而缩短病人痛苦的死亡过程属于	医生助死
39	掌握和运用心理治疗的知识、技巧去开导病人	心理治疗应遵循的道德要求
40	要求医务人员应做到认真实施有效治疗	临床治疗工作中的有效原则
41	出现不可逆性昏迷，自主的肌肉运动和自主呼吸消失，诱导反射消失，脑电波平直	脑死亡标准
42	第一个安乐死合法化国家是	荷兰
43	安乐死合法化国家是	荷兰、比利时
44	全社会参与原则、社会公益原则、社会公正原则、互相协同原则、信息公开原则	公共卫生伦理学的要求
45	掌握和运用心理治疗的知识、技巧去开导病人	心理治疗应遵循的道德要求
46	要求医务人员应做到认真实施有效治疗	临床治疗工作中的有效原则
47	及时原则、准确原则、自主择优原则、有效原则	临床诊治工作基本道德原则
48	对三种医德评价方式相互关系的正确理解	相辅相成、互相补充
49	在医德评价中，自我评价方式及主观评价力量是指	内心信念
50	在进行医德评价时，应防止的"四种片面依据论"是指	唯动机论、唯效果论、唯目的论、唯手段论
51	医德评价应坚持依据的辩证统一是指	动机与效果、目的与手段的统一
52	医德评价的标准包含	有利、自主、公正、互助
53	医德修养的根本途径和方法是	在医疗卫生保健实践中修养
54	医务人员养成良好的医德品质和人格，使医疗卫生单位形成良好的医德医风，从而促进社会精神文明	医德修养的意义

55	人体的临床医学研究，必须在开始之前提交	伦理委员会审查
56	关于人体实验的第一个伦理学文献是	《纽伦堡法典》
57	及时原则、准确原则、自主择优原则、有效原则	临床诊治工作基本道德原则
58	在医德评价中，自我评价方式及主观评价力量是指	内心信念
59	自我牺牲、绝不损人利己	医学道德修养的最高境界
60	纯碎害人、损人利己	医学道德修养的最低境界
61	社会舆论、传统习俗、内心信念	医学道德评价的方法

第三篇　卫生法规

序号	题眼／必考点	答案
1	指医疗机构和卫生工作人员或从事与卫生事业有关的机构违反法律规定侵害公民的健康权利时，应向受害人承担损害赔偿责任	民事责任
2	是指卫生行政法律关系主体违反卫生行政法律规范，尚未构成犯罪所应承担的法律后果	行政责任
3	宪法；卫生法律、规章；技术性法规；卫生行政法规	卫生法的形式
4	中专、大专毕业后，试用1年后，可考取	助理医师
5	中专学历，获得助理医师后，工作满几年可考执业医师	工作5年
6	大专学历，获得助理医师后，工作满几年可考执业医师	工作2年
7	本科学历工作满几年可考执业医师	工作1年
8	取得医师资格证书后提交材料给县级卫生行政主管部门申请注册，卫生局多少天内给予审核完毕	30天内
9	到卫生局，卫生局多少天审核完毕	30天
10	刑满释放之日起几年内不能注册	2年内
11	个体行医必须在正规医疗机构执业满几年	5年
12	医师在执业活动中违反技术操作规范，造成严重后果的，给予警告或者责令暂停执业活动多长时间	6个月至1年
13	医师考核不合格者，县级以上人民政府卫生行政部门可以责令其暂停执业活动多长时间	3至6个月
14	执业权；报酬权；学习、科研权；尊严和人身安全权；参与权、建议权	医师的权利

15	遵守法律、法规，技术操作规范；敬业尽责，遵守职业道德；关爱、尊重患者，保护患者的隐私；钻研业务，提高专业技术水平；宣传卫生保健知识，对患者进行健康教育	医师的义务
16	无证非法行医，情节严重	可处3年以下有期徒刑并处罚金
17	无证非法行医，损害人体健康	可判3年以上10年以下有期徒刑并处罚金
18	无证非法行医，造成人员伤亡	10年以上有期徒刑并处罚金
19	无证非法行医	卫生局可处罚10万
20	医务人员必须佩戴标牌上岗的是	姓名、职务或职称
21	必须按照核准登记诊疗科目开展诊疗活动	不得擅自扩大业务范围
22	不得使用非卫生技术人员从事医疗卫生技术工作，违规者处罚最高金额	3000元
23	未经医师亲自诊查的病人，医疗机构	不得出具疾病诊断书、健康证明书或者死亡
24	医疗机构在实施手术、特殊检查或者特殊治疗时，必须征得患者同意，并应当取得其家属或者关系人的同意并签字。患者不行，家属或者关系人签字；患者及家属或关系人都不在场，经治医师应当提出医疗处置方案，在取得哪方的同意后批准后实施	医疗机构负责人或者被授权负责人员
25	发生重大灾害、事故、疾病流行或者其他意外情况时，医疗机构及其卫生技术人员必须服从	县级以上人民行政部门的调遣
26	医疗保健机构严禁采用技术手段进行	胎儿性别鉴定
27	从事家庭接生的人员，接生时出现婴儿死亡，应	向当地卫生行政部门报告
28	医务人员在医疗活动中发生医疗事故的，应首先	向所在科室负责人报告
29	因抢救病人未及时书写病历的，应在抢救结束后几小时补完病历	6小时
30	发生医疗事故的医疗机构应当几小时内向所在地卫生行政部门报告	12小时
31	死亡、重度残疾（植物人），属于	一级医疗事故
32	中度残疾、严重功能障碍，属于	二级医疗事故
33	轻度残疾、一般功能障碍，属于	三级医疗事故
34	有伤害、无残疾，属于	四级医疗事故
35	尸检必须在几小时内进行	48小时
36	尸检，具备尸体冻存条件的，可以延长至	7日
37	尸检，具备尸体冻存条件的，最长不超过	14天

38	客观资料如化验报告、检查单报告、体温单等	病例可以复印的材料
39	主观资料如死亡病例讨论记录、疑难病例讨论记录、上级医师查房记录、会诊意见、病程记录	病例不可复印的材料
40	医疗事故的鉴定应由	医学会负责
41	医疗机构开展产前检查，必须经	县级以上卫生行政部门许可
42	从事产前诊断的医疗机构的审核单位是	省级卫生行政部门
43	从事人流结扎的医疗机构的审核单位是	县级卫生行政部门
44	未取得母婴保健法相关资格证书，从事相关活动的处罚是	制止、警告、罚款
45	违法做胎儿性别鉴定2次以上（含2次）或以盈利为目的的性别鉴定1次，立即直接	吊销执业证书
46	任何单位或个人开展医疗活动，必须依法取得	《医疗机构执业许可证》
47	《医疗机构管理条例》的执业要求中规定，医疗机构执业必须遵守	有关法律、法规、医疗技术规范
48	医师在执业活动中发生医疗事故不按规定报告的，应承担的法律责任	暂停6至12个月的执业活动
49	公卫医师何某在取得执业医师资格证书和执业许可证后的1年里，擅自从事婚前医学检查、遗传病诊断和产前诊断，虽经卫生行政部门制止，仍不改正，并又实施终止妊娠手术，依据《母婴保健法》的规定，可以给予	处以罚款
50	经产前检查，医师发现或者怀疑胎儿异常的，应当对孕妇进行	产前诊断
51	我国对传染病采取防治原则是	预防为主，防治结合，分类管理
52	乙类传染病采取甲类管理的是	非典、肺炭疽、人感染高致病性禽流感
53	在自然疫源地和可能是自然疫源地的地区兴办的大型建设项目开工前，建设单位应当申请	当地卫生防疫机构对施工环境进行卫生调查
54	依据《传染病防治法》的规定，各级各类医疗保健机构在传染病防治方面的职责是	承担责任范围内的传染病防治工作
55	《传染病防治法》规定，传染病暴发、流行时，当地政府应当	立即组织力量进行防治，切断传染病的传播途径
56	突发公共卫生事件时，医疗机构应采取积极开展	病人救治、及时转运，对疑似病人及时排除确诊
57	隐瞒、谎报的卫生部门负责人要	降级撤职
58	造成严重后果的要追究刑事责任；对不配合调查的有关人员给予	行政纪律处分

59	①规定禁止使用的；②未经批准生产、进口；③变质的；④被污染的；⑤未取得批准文号；⑥所标明的适应证或者功能主治超出规定范围的	假药
60	①未标明有效期或者更改有效期的；②不注明或者更改生产批号的；③超过有效期的；④直接接触药品的包装材料和容器未经批准的；⑤擅自添加着色剂、防腐剂、香料、矫味剂及辅料的；⑥其他不符合药品标准规定的	劣药
61	中药和西药要分开，但是中成药和西药可以一起开	药方
62	处方开具当日有效，特殊情况延期不能超过几天	3 天
63	每张处方最多开 5 个药品	5 个
64	门诊处方不超过 7 日用量	7 日
65	急诊处方不超过 3 日用量	3 日
66	门诊如果要开具麻醉药、第一类精神药品，每张处方几天量；缓释剂不超过几天量	1 天；7 天
67	门诊为癌症、中重度疼痛病人开具麻醉药，每张处方不能超过几天量；缓释剂不超过几天量	3 天；　15 天
68	普通处方（白色）的时限是	1 年
69	第二类精神药（绿色）的时限是	2 年
70	麻醉药品和第一类精神药品（红色）的时限是	3 年
71	献血年龄的是	18 ～ 55 岁
72	血站对献血者采集血量大于 400ml，间隔少于 6 个月，其处罚是	责令整改
73	给献血者健康造成影响的，其处罚是	依法赔偿
74	给献血者健康造成影响的，对直接负责的主管人员和其他直接负责人员其处罚是	行政处分
75	血站违反规定，并向医疗机构提供不符合国家规定的标准血液的	责令整改
76	情节严重，造成经血液途径传播的疾病或者有传播严重危险的	限期整顿
77	对血站直接负责的主管人员	行政处分
78	血站出售无偿献血的血液的，由县级以上地方人民政府卫生行政部门予以取缔，没收违法所得，可以并处几万元以下的罚款	10 万元以下
79	将不符合国家规定标准的血液用于患者	责令整改
80	给献血者健康造成影响	依法赔偿
81	对直接负责的主管人员和其他直接负责人员	行政处分

82	同一患者、同一天需备血 < 800ml	中级以上医师申请、上级医师核准签发、方可备血
83	同一患者、同一天需备血 800～1600ml	中级以上医师申请、上级医师审核、科主任核准签发、方可备血
84	同一患者、同一天需备血 > 1600ml	中级以上医师申请、科主任核准签发、报医务科批准；方可备血
85	医疗机构所需全血及其血液成分，需要	省级以上人民政府卫生行政部门批准的血站负责提供
86	交叉配血试验的血样必须是几天之内的	3 天
87	发出后的血样至少要保存几天	7 天
88	输血后的血袋送回血库至少保存几天	1 天
89	临床输血申请应由经治医师提出，并由谁核准签字	主治医师
90	从事放射诊疗过程中，至少要有几名医务人员在场	2 名
91	耐药性小、价格低；普通执业医师都可以开	非限制使用级抗菌药
92	耐药性大、价格高；必须中级以上医师才可以开	限制使用级抗菌药
93	明显不良反应、极易耐药、价格昂贵；必须高级职称才可以开	特殊使用级抗菌药
94	如果细菌的耐药性超过 30%，就应该	预警通报本机构医务人员
95	如果细菌的耐药性超过 40%，就应该	慎重根据经验用药
96	如果细菌的耐药性超过 50%，就应该	根据药敏试验用药
97	如果细菌的耐药性超过 75%，就应该	暂停使用、追踪监测
98	只要开超常规处方违规 3 次以上，提出	警告、限制其特殊使用抗生素的处方权
99	为挽救生命或出现紧急情况，可以越级使用抗菌药 1 天，并于几小时内补办完全部手续，且要说明情况	24 小时内
100	精神病人的治疗采取	自愿原则
101	精神病人的病例资料要至少保存	30 年
102	《精神卫生法》规定承担精神障碍患者再次诊断的精神科执业医师人数是	2 人
103	需给受种者一定补偿，补偿费用由省、自治区、直辖市财政部门赔偿	一类疫苗
104	补偿费用来自疫苗生产企业	二类疫苗
105	职业病的诊断需要依靠	执业医师，取得职业病诊断资格者

四、预防医学

昭昭医考
ZHAOZHAOYIKAO

预防医学

序号	题眼 / 必考点	答案
1	预防医学是研究	人群的健康与环境
2	预防医学研究重点是	群体
3	预防医学的工作模式是	人群－健康－环境模式
4	病因预防，主要预防职业病、地方病、传染病	一级预防
5	"三早"早发现、早诊断、早治疗，主要预防肿瘤	二级预防
6	积极治疗并发症，防止伤残，促进康复，主要预防心脑血管疾病	三级预防
7	对已患某些病者，采取及时的、有效的治疗和康复措施，使患者尽量恢复生活和劳动能力，能参加社会活动并延长寿命，属于	三级预防
8	反映的是正态分布的集中趋势是	算术均数
9	反映的是倍增分布的集中趋势是	几何平均数
10	反映的是偏态分布的集中趋势是	中位数
11	反映离散趋势的指标是	全距、四分位数间距、方差、标准差
12	在离散趋势中反映正态分布的是	标准差
13	在离散趋势中反映偏态分布的是	四分位数间距
14	反映离散趋势最准确、最重要的指标是	标准差
15	可以全面描述正态分布资料特征的两个指标是	均数和标准差
16	正态分布的特点是	$\mu=0$，$\sigma=1$
17	发病率、患病率、死亡率等"率"的比较，使用	卡方检验
18	一般用"有效、一般、无效"作为评价疗效的指标是	秩和检验
19	一事物随另一事物变迁的情况，使用	线图
20	比较事物动态变化的速度，使用	半对数线图
21	表示连续性资料的频数分布，使用	直方图
22	表示相互独立的各指标的大小，使用	直条图
23	表示全体中各部分的比重，使用	圆形图
24	表示两事物的相关关系，使用	散点图
25	表示某现象的数量在地域上的分布，使用	统计地图
26	群体原则、现场原则、对比原则、代表性原则	流行病学研究的基本原则
27	描述流行病学、分析流行病学、实验流行病学、理论流行病学	流行病学研究的研究方法
28	疾病的分布是指疾病在哪三个指标的存在方式及其发生、发展规律	地区、时间、人群

29	新发生（老病人不算）的病例是	发病率
30	目前所有（新病人＋老病人）的得病人数是	患病率
31	局部范围、短时间、传染病的发病率是	罹患率
32	一年内死亡的总人数是	死亡率
33	因为某种疾病而死亡的人数是	病死率
34	发病率与历年水平相似，此为	散发
35	发病率超过散发水平 3～10 倍，此为	流行
36	疾病迅速发展，短时间跨省、跨国，此为	大流行
37	短时间、小范围、突发、大量病例，此为	暴发
38	从总体 N 中，利用抽签、随机数字等方法抽取 n 个对象组成一个样本	简单随机抽样
39	先按照一定的顺序把总体分成均衡的几部分，然后按照预先定的规则，从每一个部分中抽取一些个体	系统抽样
40	将调查的总体按照某种特征分布若干层，然后在每层中进行随机抽样	分层抽样
41	将总体按分成不同的若干群，以群组为抽样单位进行随机抽样	整群抽样
42	不分组的研究方法属于	现况研究
43	患病组、未患病组的研究方法属于	病例对照研究
44	有暴露组、未暴露组的研究方法属于	队列研究
45	给药试验的研究方法属于	临床试验
46	用不明原因得病后的研究为	现况研究（横断面研究）
47	由因到果研究是	队列研究
48	由果到因研究是	病例对照研究
49	RR= 发病率之比 = 暴露组的发病率 / 未暴露组发病率	相对危险度（RR）
50	PAR= 发病率之差 = 暴露组发病率 − 未暴露组发病率	归因危险度（PAR）
51	评价暴露因素强度的最好指标是	RR
52	评价暴露因素危险度的最好指标是	PAR
53	病例对照研究，最有价值的 OR（比值比）。OR ＝ 暴露比 / 未暴露比 ＝ 病例组中（暴露人数 / 非暴露人数的比值）/ 对照组中（暴露人数 / 非暴露人数的比值）	比值比（OR）
54	研究对象不知道的试验属于	单盲
55	研究者、研究对象都不知道属于	双盲
56	研究者、研究对象、病例资料收集者全不知道属于	三盲

57	采用医院病人作为研究对象的病例对照研究容易导致选择偏倚	入院率偏倚
58	尽可能选择新发病例作为病例组	降低现患病例－新发病例偏倚
59	目前公认的诊断疾病最可靠的方法是	筛检试验和诊断试验
60	实际有病，被筛选为有病的比例	灵敏度（真阳性）
61	实际没病，被筛选为没病的比例	特异度（真阴性）
62	约登指数＝灵敏度＋特异度－1	约登指数
63	灵敏度（真阳性）＝A／（A+C）	灵敏度
64	特异度（真阴性）＝D／（B+D）	特异度
65	约登指数＝A／（A+C）＋D／（B+D）－1	约登指数
66	目前寻找研究证据最常用、最有效的方法是	Meta分析（荟萃分析）
67	临床预防服务是以一、二级预防为主	临床预防服务
68	健康咨询、健康筛检、免疫接种、化学预防	临床预防的内容
69	个体的健康者、无症状患者	临床预防的对象
70	倾向因素是一种价值观念	倾向因素
71	促成因素是干预发展，提供条件	促成因素
72	强化因素是行为实施以后的加强或减弱因素	强化因素
73	评估、劝告、达成共识、帮助、安排随访	"5A原则"
74	每日必须满足机体的需要量	营养素需要量
75	对某种营养素需要量的平均值	平均需要量
76	能够满足大多数人的需要量	推荐摄入量
77	最为健康的需要量	适宜摄入量
78	每日摄取营养素的最高限量	可耐受最高摄入量
79	铁最好的来源	动物肝脏、全血、鱼肉
80	锌最好的来源	海产品
81	钙最好的来源	牛奶
82	蛋白质最好的来源	豆类
83	医疗行为管理、角色管理、情绪管理	非传染性疾病的预防管理
84	汞慢性中毒导致脑中毒	水俣病
85	镉慢性中毒导致骨质疏松导致骨折、骨痛等	痛痛病
86	氟慢性中毒导致牙齿发黑破坏	氟斑牙
87	污染物直接进入环境，理化性质未改变	一次污染物
88	污染物进入环境以后，理化性质发生改变，发生化学反应（如：SO_2、光化学烟雾）	二次污染物
89	大气中的碳氢化合物、氮氧化合物、烃类，在紫外线的作用下发生化学反应，产生紫蓝色烟雾	光化学烟雾
90	由于地质环境、地球表面的化学元素分布不均匀引起的疾病	生物地球化学性疾病

91	我国最常见的食物中毒是	细菌性食物中毒
92	肉类最容易发生的中毒是	沙门杆菌
93	海产品最容易发生的中毒是	副溶血弧菌
94	剩奶、剩饭最容易发生的中毒是	葡萄球菌肠毒素
95	发酵食品最容易发生的中毒是	肉毒毒素
96	亚硝酸盐中毒最容易发生的中毒是	腌制食物
97	河豚中毒最容易发生的中毒是	神经毒素
98	蓄电池厂工人；腹绞痛、齿龈有蓝色铅线	铅中毒
99	见于体温计厂工人；易兴奋、肌肉震颤	汞中毒
100	见于油漆、装修；急性：早期影响神经系统	苯中毒
101	＜5μm粒子可到达呼吸道深部和肺泡区导致	矽肺
102	参保范围涵盖城镇所有用人单位和职工，基本医疗保险费由用人单位和职工个人双方共同缴纳	城镇职工基本医疗保险
103	参保范围涵盖不属于城镇职工基本医疗保险制度覆盖范围的中小学阶段的学生（包括职业高中、中专、技校学生）、少年儿童和其他非从业城镇居民	城镇居民基本医疗保险
104	由政府组织、引导、支持，农民自愿参加，个人、集体和政府多方筹资，以大病统筹为主的农民医疗互助共济制度	新型农村合作医疗
105	指医疗保险开始支付医疗费用的最低标准，低于起付线的医疗费用由被保险人自负，超过起付线以上的医疗费用由医疗保险按规定支付	起付线
106	指医疗保险机构按照合同或政府的规定对被保险人的医疗费用按一定的比例进行补偿，剩余比例的费用由个人自己负担	共同付费
107	低于封顶线的医疗费用由医疗保险支付，超出封顶线的医疗费用由保险人自己负担	封顶线
108	人人享有初级卫生保健服务	全球卫生保健策略目的
109	倡导、赋权、协调	促进健康的核心
110	健康促进、疾病预防、合理诊疗、康复防残	初级卫生保健服务的内容